Healthy
& beautiful

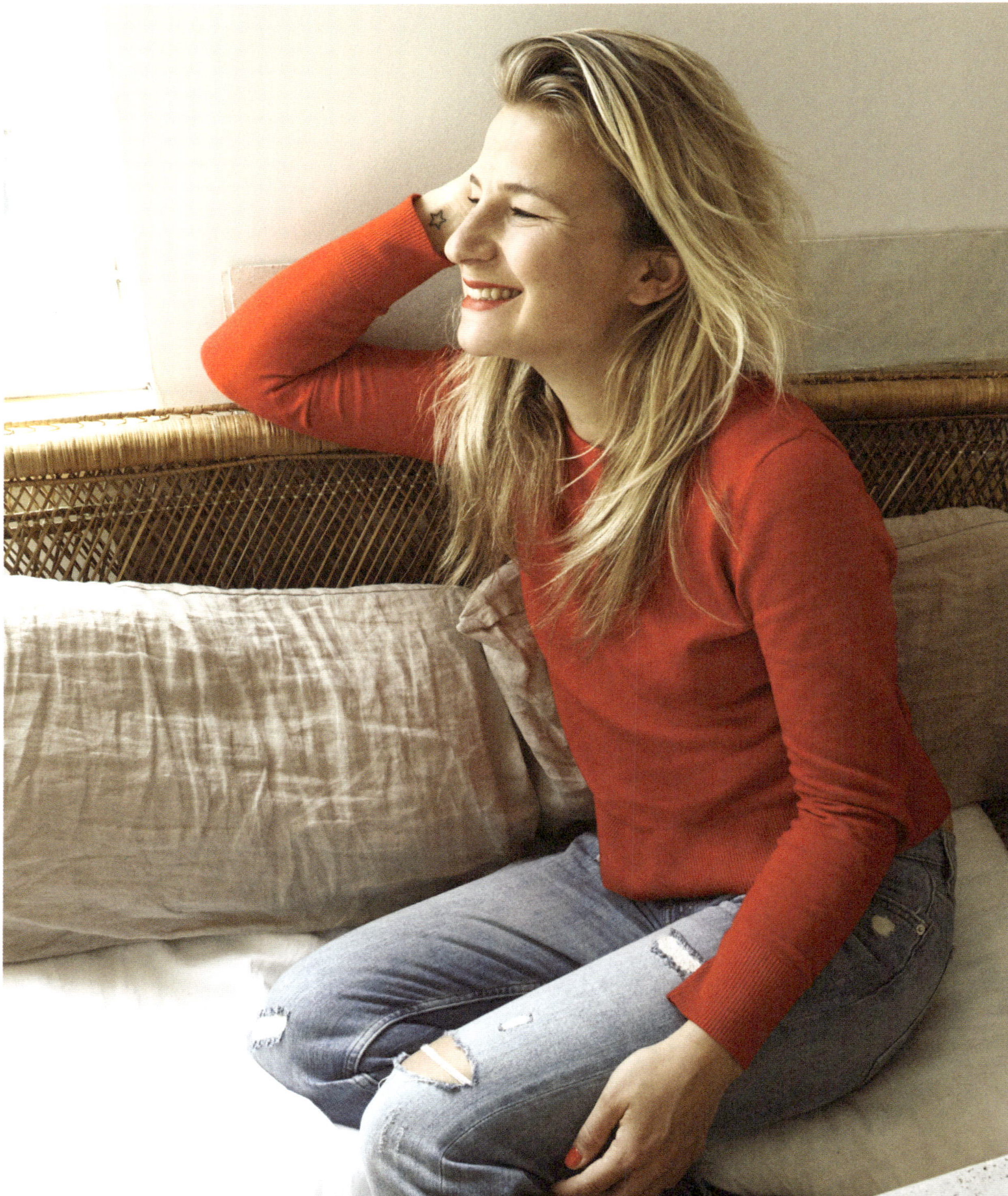

Healthy & beautiful

Zoé Armbruster

Photographies : Blaise Gargadennec
Stylisme : Zoé Armbruster

FIRST
Editions

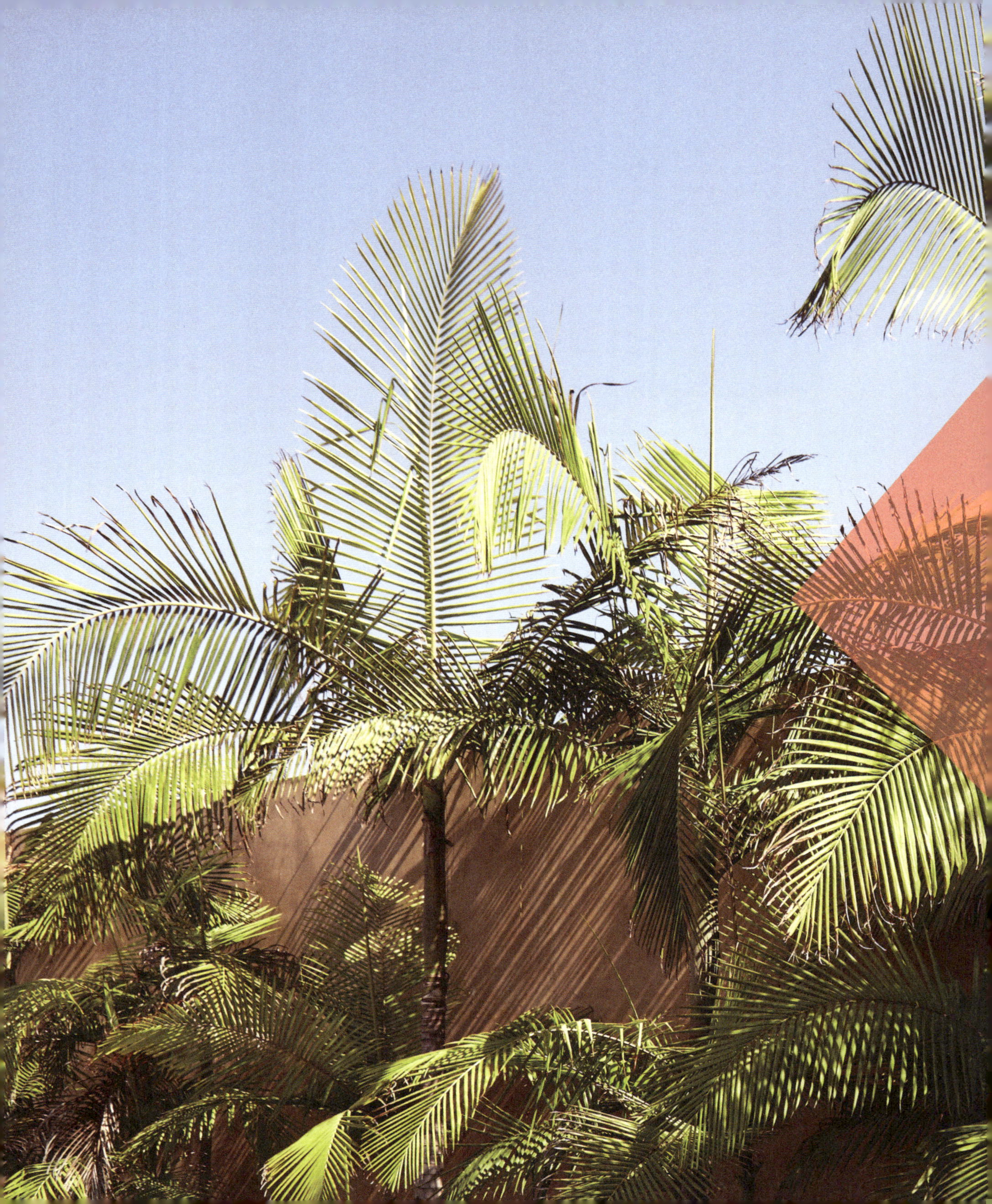

Introduction

Adoptez ce livre pour mettre en place une alimentation colorée et healthy ainsi que pour retrouver une peau de rêve !

Je propose dans cet ouvrage des alternatives pratiques et faciles pour une alimentation et des soins bien-être, déclinés autour de mes super food préférés : le thé vert, l'avocat, la noix de coco, le curcuma et les agrumes, mais aussi les fleurs de lavande et de rose. Tous ces aliments ont des vertus magiques ! Ils sont aussi bons à manger qu'à appliquer sur le corps.

Pour magnifier sa beauté, il est important en effet de savoir d'où vient ce que l'on mange tout comme ce que l'on met sur sa peau. Celle-ci est agressée par un quotidien parfois stressant ainsi que par des cosmétiques industriels plus que douteux. Or, faire ses propres produits de beauté, c'est tout à fait possible, et même super facile ! C'est également meilleur pour l'environnement et pour votre porte-monnaie. La plupart des cosmétiques proposés ici sont réalisables en 10 minutes chrono !

Tous les ingrédients utilisés dans ce livre, que ce soit pour les recettes de cuisine ou pour les soins de beauté, sont aisément accessibles et 100 % naturels. Je vous recommande bien entendu de les acheter bio.

Alors, faites-vous plaisir, testez ces remèdes rapides pour une peau et des cheveux au top, et profitez de recettes gourmandes et équilibrées… *Eat healthy, eat pretty !*

Zoé

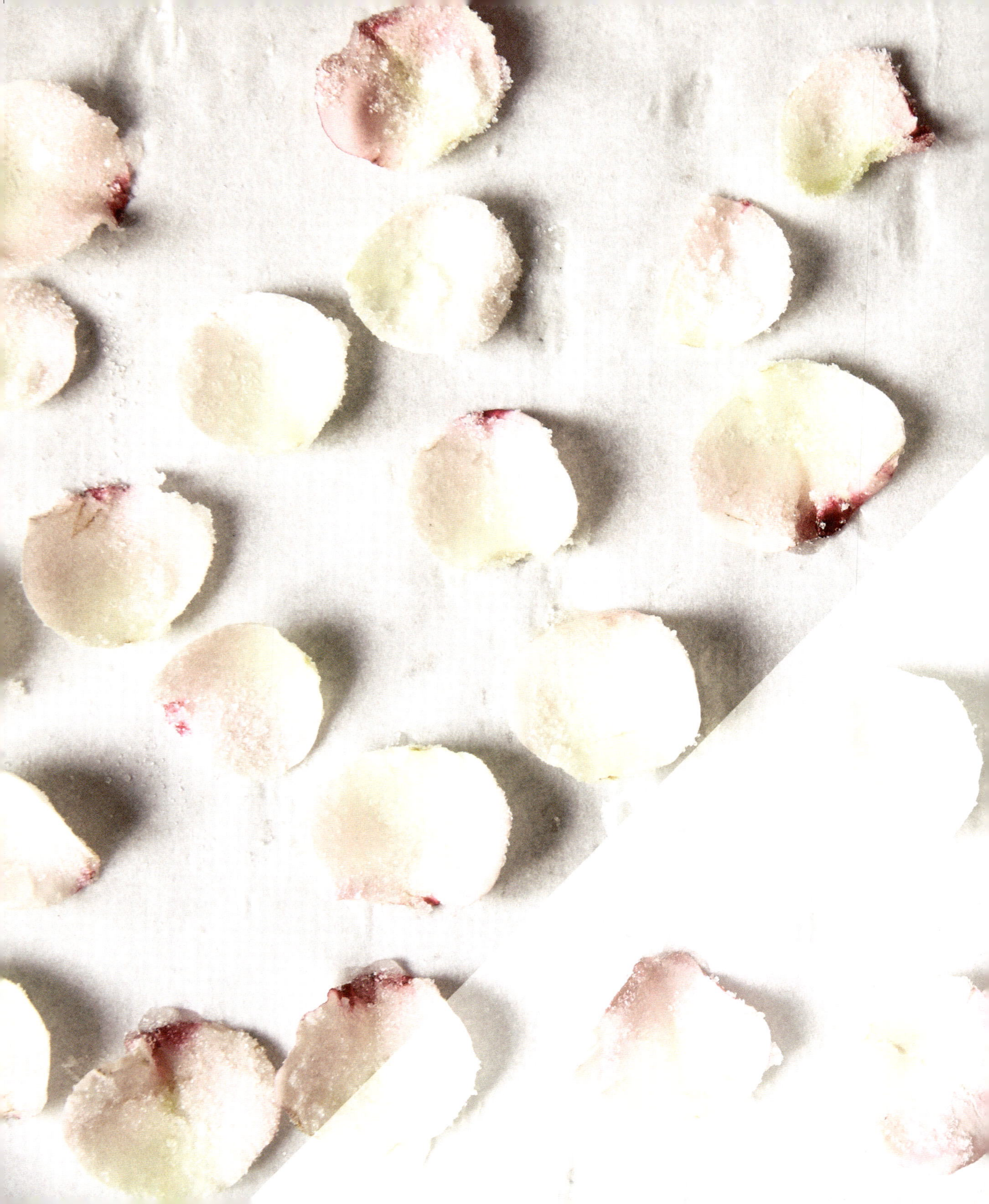

Sommaire

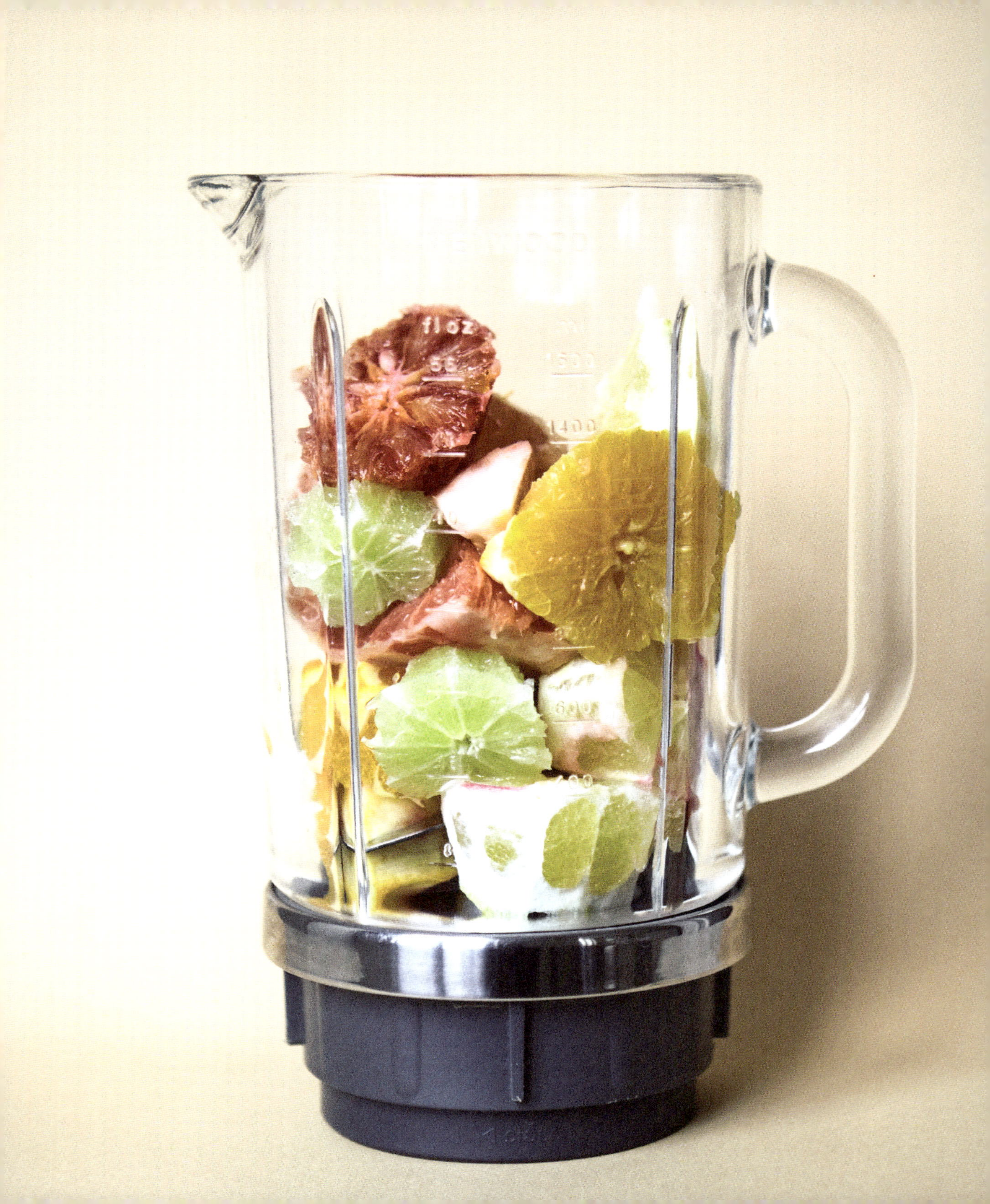
fl oz

Les aliments healthy

AGRUMES

Les agrumes (oranges, citrons, mandarines, citrons verts, pomelos et pamplemousses) sont une excellente source de vitamine C qui stimule le système immunitaire. Disponibles pendant les mois d'hiver, ils préviennent les états grippaux. Ils regorgent aussi d'excellents éléments nutritifs. L'acide citrique présent dans ces fruits tue les bactéries et autres agents pathogènes qui se trouvent sur la peau, la laissant ainsi fraîche et propre. Les agrumes occupent une place importante en aromathérapie, en raison de leur pouvoir tonifiant et purifiant mais aussi de leur parfum délicieusement acidulé !

AVOCAT

Il est riche en acides gras monoinsaturés, ces « bons » gras qui préviennent les inflammations. Contenant une bonne quantité d'antioxydants, de vitamine E et de bêta-carotène, l'avocat favorise la réduction du sucre dans le sang et soutient la santé cardio-vasculaire et digestive. Coupé en dés, écrasé, sous forme d'huile, en smoothie, au petit déjeuner et même au dessert… l'avocat est un allié santé de choix ! Il est également un atout beauté car il permet de nourrir la peau et les cheveux.

CÉRÉALES COMPLÈTES

Riz, avoine, sarrasin, sous forme de farine ou de flocons, les céréales complètes se consomment de multiples façons ! Non raffinées, ces céréales sont très riches en fibres, en minéraux et vitamines du groupe B, très efficaces pour booster le renouvellement cellulaire et donc préserver la souplesse de la peau.

CHIA (GRAINES DE)

Ces petites graines très riches en fibres alimentaires, en bons gras (bon équilibre entre omégas-3 et omégas-6) et en protéines gonflent au contact d'un liquide et sont parfaites pour capturer les saveurs d'autres ingrédients et les épaissir. Elles sont très bonnes pour la régularité du transit intestinal et de l'humeur.

CURCUMA

Cette épice à la couleur jaune vif est au cœur de la cuisine et de la médecine indienne (l'ayurvéda). Elle est reconnue pour son action anti-inflammatoire, antioxydante et antibactérienne. Son principal constituant, la curcumine, aide à guérir rhume, grippe, mal de gorge ou encore douleurs d'estomac. Elle contribue notamment à faciliter la digestion des graisses. Toutes ses vertus font du curcuma un superaliment ! Mais c'est aussi un ingrédient beauté car le curcuma possède un pouvoir purifiant étonnant. Pendant sa manipulation, il est conseillé de porter des gants car il va temporairement teindre vos doigts en jaune.

D'une façon plus générale, intégrez les épices (cardamome, cannelle, vanille, gingembre…) à votre cuisine quotidienne car elles regorgent de trésors nutritionnels.

FLEURS

Lavande, rose, hibiscus… fraîches ou séchées, ces fleurs agrémenteront vos plats et apporteront une notre florale des plus délicates. Un plaisir pour le palais et les yeux ! La beauté n'est pas en reste, car ces fleurs entrent aussi dans la composition de soins maison. L'eau florale de rose, par exemple, est réputée pour apaiser les allergies cutanées et calmer les irritations et les rougeurs.

HUILES ESSENTIELLES

Concentrées en principes actifs, les huiles essentielles sont très puissantes. Il faut donc prendre quelques précautions avant de les utiliser :

- Choisissez toujours une huile essentielle biologique et n'utilisez jamais une huile essentielle sur un enfant de moins de 6 ans.

- Avant d'utiliser une huile essentielle, vérifiez que vous la tolérez bien. Pour cela, diluez 1 goutte de l'huile essentielle que vous voulez tester dans 1 cuillerée à soupe d'huile végétale. Mélangez, puis appliquez un peu de ce mélange derrière votre genou et à l'intérieur de votre poignet. Attendez 24 heures. Si vous n'avez pas de réaction particulière, vous pouvez utiliser l'huile essentielle en toute sécurité.

En beauté, les huiles essentielles s'emploient toujours diluées (dans de l'huile végétale ou du gel d'aloe vera, par exemple). Certaines huiles essentielles peuvent aussi servir en cuisine, pour leur goût intense ainsi que pour leurs vertus thérapeutiques.

HUILES VÉGÉTALES

D'olive, d'argan, de noix de coco, d'avocat, de jojoba… en cosmétique, les huiles végétales apportent à la peau des acides gras essentiels et des vitamines (E et A) qui sont de puissants antioxydants. Choisissez toujours des huiles de première pression à froid et de qualité biologique. Gardez cette même exigence de qualité pour les huiles végétales alimentaires. N'ayez pas peur du gras dans votre assiette, il est essentiel pour le bon fonctionnement de votre cerveau et la bonne santé de vos cellules !

MIEL

Choisissez-le bio, certes, mais aussi et surtout, non chauffé afin qu'il ait encore toutes ses vertus. Faites attention aux étiquettes, même en magasins bio. Dans l'assiette, vous bénéficierez de sa forte teneur en prébiotiques, essentiels au bon fonctionnement de la flore intestinale, ainsi que de ses actions antibactérienne, anti-inflammatoires et antioxydantes – des vertus qui seront aussi des trésors pour votre peau en application externe.

NOIX DE COCO

La noix de coco est très nutritive, riche en fibres et pleine de vitamines et minéraux essentiels. Bien que riches en graisses saturées habituellement à bannir, l'huile et le lait de coco s'imposent comme les ingrédients phares de l'alimentation santé et de la beauté au naturel. On prête à la noix de coco un effet protecteur sur les artères et le cœur.
Son gras est immédiatement utilisé par le corps, l'empêchant ainsi de se déposer dans les artères et, à terme, de les boucher. Râpée, sucrée, lait, crème ou huile, n'hésitez pas à consommer la noix de coco sous toutes ses formes !

Focus : l'huile de coco

Obtenue par pression à froid (soyez vigilant sur ce point), l'huile de coco est composée d'acides gras riches et bénéfiques pour la santé. Elle dégage un léger parfum de noix de coco qui peut s'estomper après cuisson si elle est utilisée en petite quantité. Elle peut remplacer toutes les huiles végétales, aussi bien comme huile de cuisson que dans la préparation de gâteaux. Attention, elle remplace le beurre dans les préparations, mais la quantité ne sera jamais la même. Pour 100 g de beurre traditionnel, il faudra compter 85 g d'huile de coco.

Côté beauté, l'huile de coco lisse l'épiderme, hydrate les peaux sèches et nourrit les cheveux en profondeur.

MATCHA (THÉ VERT)

Le thé vert matcha est extrêmement riche en vitamines du groupe B, en acides aminés, en calcium, en fer, en magnésium et en manganèse. C'est un antioxydant puissant qui stimule la fonction immunitaire du corps. Il favorise une fonction intestinale saine, stimule le métabolisme et prévient le vieillissement des cellules. C'est un probiotique naturel, il améliore la digestion du lactose et il est antibactérien. Des vertus multiples qui feront du thé vert matcha l'atout santé de vos assiettes, mais aussi le composant magique de vos cosmétiques !

OLÉAGINEUX

Les oléagineux (graines de sésame, de lin, amandes, noisettes, etc.) sont riches en acides gras insaturés, préviennent les troubles cardio-vasculaires et accompagnent le travail intestinal grâce à leur forte teneur en fibres. Ils contiennent également une part importante d'antioxydants qui luttent contre les effets négatifs des radicaux libres. Ces derniers sont des molécules toxiques, produites en permanence par le corps. Elles accélèrent le vieillissement cellulaire et participent à l'apparition de cancers. Leur production est favorisée par la pollution, le tabac, la fatigue, le stress, les rayons ultraviolets…

Les oléagineux peuvent se décliner pour certains sous forme de laits (d'amande, de noisette, etc.), mais aussi de purées et d'huiles qui peuvent aussi être utilisées en usage externe pour améliorer la résistance et la souplesse de la peau. Afin de bénéficier de toutes les vertus de ces produits, achetez-les bio.

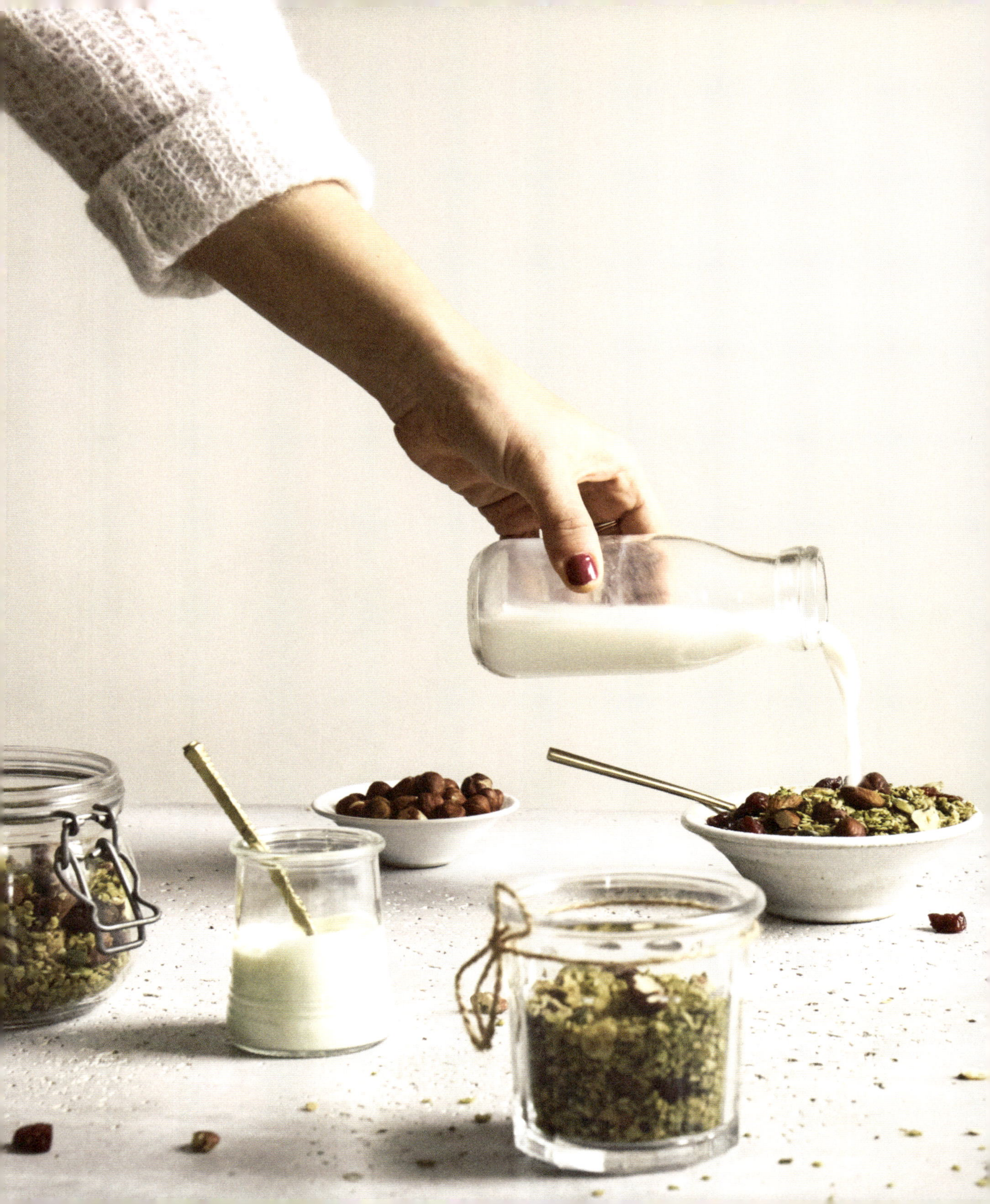

Power plates

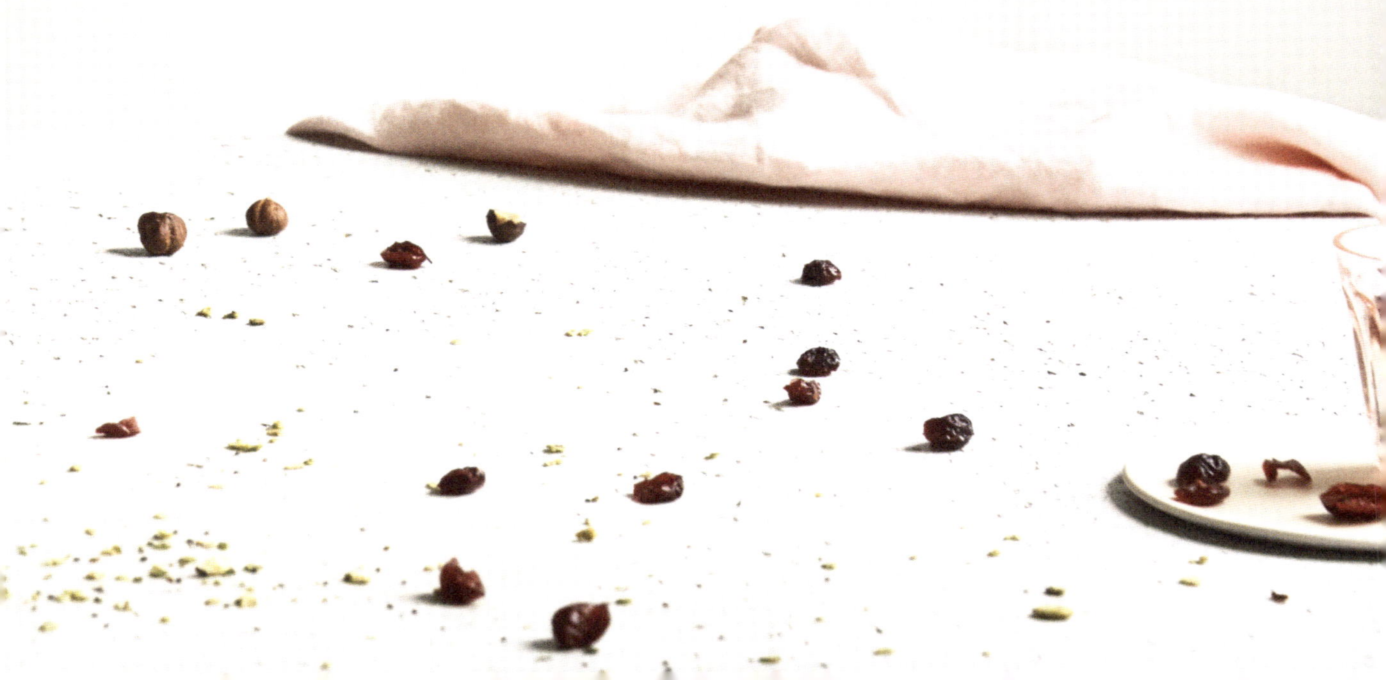

Superfood granola
NUTS ET CRANBERRIES

POUR 4 PERSONNES
PRÉPARATION : 10 MIN
CUISSON : 30 MIN
REPOS : 10 MIN

Un granola parfait pour débuter la journée en douceur et faire le plein d'énergie ! Les flocons d'avoine stimulent la production de sérotonine, une hormone apaisante ; les fruits secs et les graines de chia sont parfaits pour réhydrater votre peau au réveil, tandis que les thés verts (sencha et matcha) sont extrêmement riches en antioxydants qui permettent de lutter contre les radicaux libres, ces molécules nocives qui accélèrent la dégradation des cellules.

INGRÉDIENTS

- 1 cuil. à café de feuilles de thé sencha
- 150 g de flocons d'avoine
- 20 g de graines de courge
- 2 cuil. à soupe de graines de sésame
- 40 g d'amandes
- 40 g de noisettes
- 3 cuil. à soupe d'huile de coco
- 2 cuil. à soupe de graines de chia
- 3 cuil. à soupe de sirop d'érable
- 2 cuil. à café d'extrait de vanille
- 1 pincée de sel
- 2 cuil. à café de poudre matcha
- 50 g de canneberges séchées (cranberries)

Pour accompagner :
yaourt au lait de brebis, de coco ou d'amande

Préparation

Préchauffez le four à 120 °C (th. 4). Écrasez les feuilles de thé sencha dans un mortier. Dans un grand bol, mélangez les flocons d'avoine, les graines de courge, de sésame, le thé sencha réduit en poudre, les graines de chia, les amandes et les noisettes grossièrement hachées. Versez dessus l'huile de coco fondue, le sirop d'érable, la vanille et le sel, mélangez.

Étalez le mélange sur une plaque recouverte d'une feuille de cuisson et faites cuire 25 à 30 minutes, en remuant toutes les 10 minutes.

Retirez du four et transférez dans un grand bol. Laissez refroidir pendant quelques minutes, puis saupoudrez de matcha et ajoutez les canneberges séchées, mélangez. Servez avec du yaourt de brebis, de coco ou d'amande.

Conseil

Ce granola se conserve dans un récipient hermétique pendant 1 mois. J'adore le servir en bocal en alternant chaque couche de granola avec une couche de yaourt aromatisé avec les graines d'une gousse de vanille et une banane en rondelles.

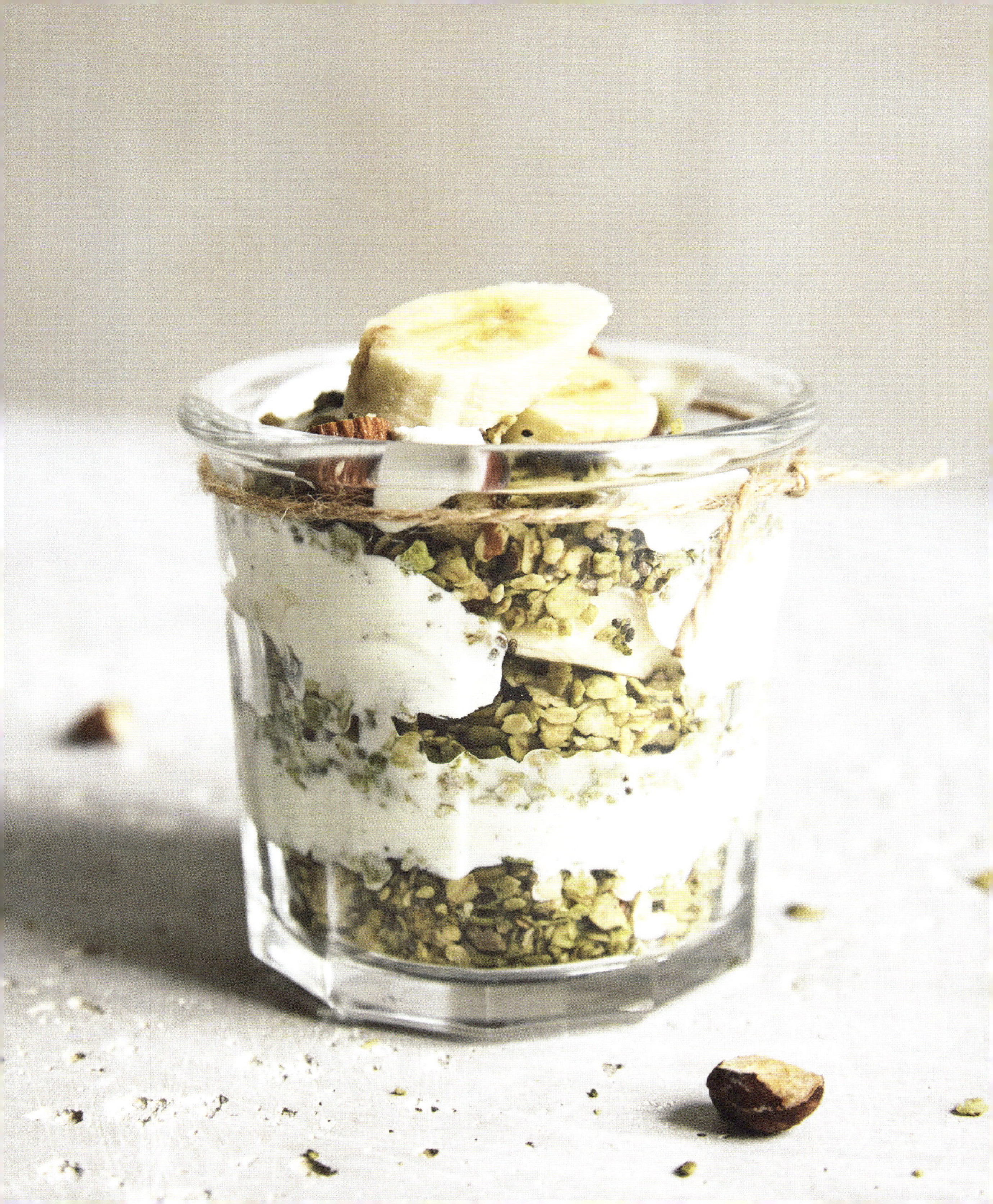

Beauty porridge
AUX AMANDES

POUR 1 PERSONNE
PRÉPARATION : 10 MIN
CUISSON : 5 MIN

Idéal avant une séance de sport ou une grande balade, ce super petit déjeuner ne prend que quelques minutes à réaliser. La recette est très gourmande tout en restant équilibrée : le sucre de coco est riche en nutriments et présente l'avantage d'être beaucoup moins calorique que le sucre raffiné, les flocons d'avoine et les amandes promettent quant à eux une peau souple et bien nourrie… un must pour commencer la journée en beauté !

INGRÉDIENTS

1/2 tasse de flocons d'avoine

1 pincée de sel

1 à 2 cuil. à soupe de sucre de coco

1 pincée de vanille en poudre

2 cuil. à soupe de lait végétal

1 à 2 cuil. à soupe de purée d'amandes

Pour les toppings :

2 cuil. à soupe d'amandes grossièrement hachées

1 cuil. à soupe de graines de sarrasin grillées (facultatif)

1 cuil. à soupe de grué de cacao (facultatif)

Préparation

Déposez les flocons d'avoine, 1 tasse d'eau froide et le sel dans une petite casserole, portez à ébullition en remuant de temps en temps, réduisez le feu, ajoutez le sucre (ou à la fin avec le reste des toppings), la vanille et laissez mijoter quelques minutes jusqu'à la consistance désirée.

Transférez dans un bol, ajoutez le lait végétal, la purée d'amandes et garnissez d'amandes grossièrement hachées, de graines de sarrasin et de grué de cacao.

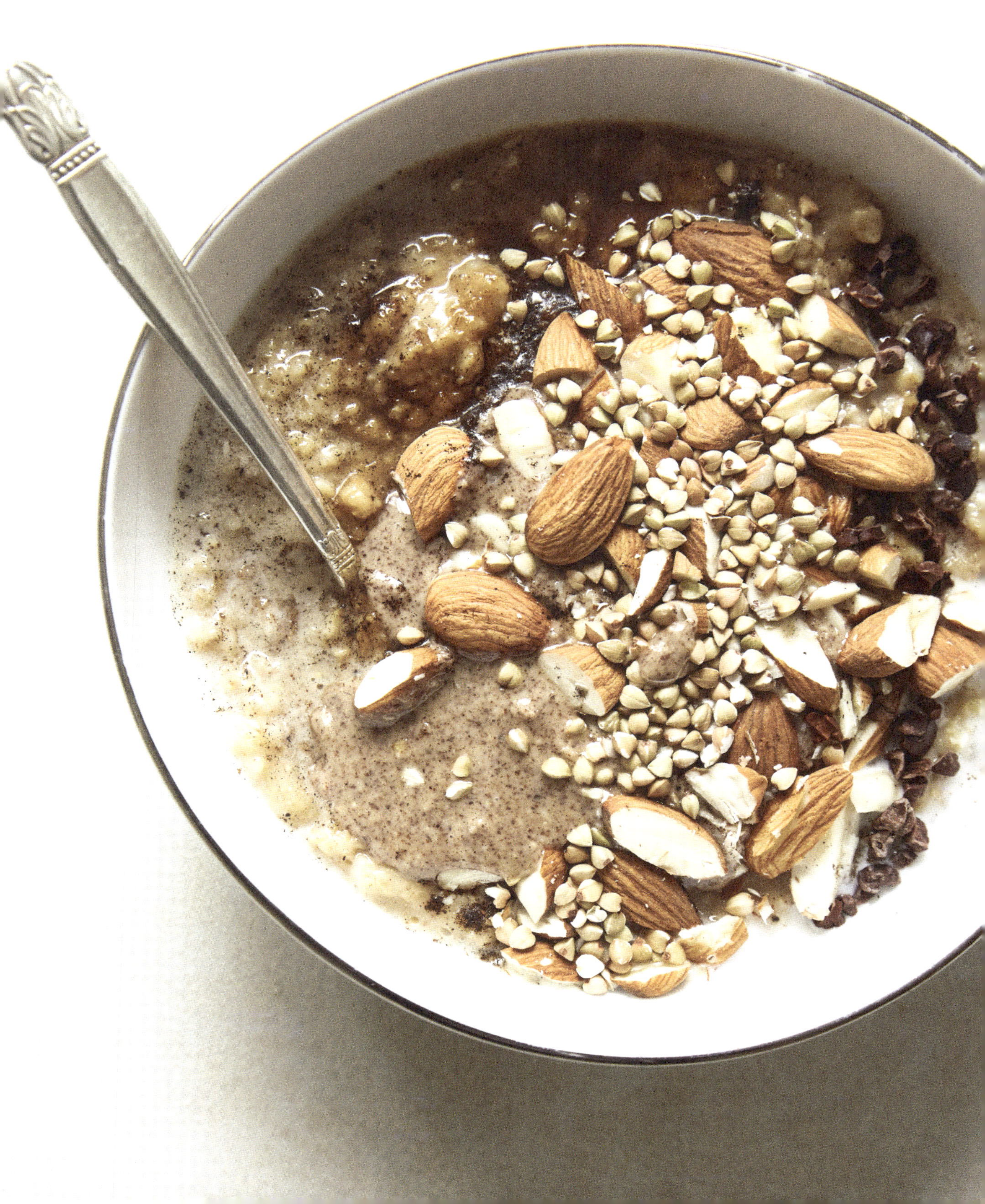

Smoothie bowl

« TEINT FRAIS » AUX KIWIS ET POLLEN

POUR 1 À 2 PERSONNES
PRÉPARATION : 10 MIN

Si vous êtes addict au smoothie frais, le smoothie bowl est fait pour vous ! Visuellement ravissant, gustativement rafraîchissant, il est parfumé, fruité et très healthy pour le petit déjeuner ou le goûter, avec des fruits qui apportent des vitamines, et l'association du thé vert et du citron pour ralentir le vieillissement de la peau.

INGRÉDIENTS

1 cuil. à soupe de poudre matcha

1 grosse feuille de kale

1 banane congelée

quelques morceaux d'ananas congelés

180 ml d'eau de coco ou de thé vert glacé

2 cuil. à soupe de jus de citron frais

1 cuil. à soupe de sirop d'agave (ou de miel)

Pour les toppings :

2 kiwis

1 à 2 cuil. à soupe de pollen de fleurs (en épiceries fines et magasin bio)

1 à 2 cuil. à soupe de yaourt ou de lait de coco

1 petite pincée de poudre matcha

Préparation

Mixez tous les ingrédients pour le smoothie dans un blender jusqu'à l'obtention d'un liquide homogène et crémeux.

Servez le smoothie dans chaque bol et déposez délicatement le kiwi pelé et coupé en rondelles. Parsemez de pollen de fleurs, couvrez de yaourt ou de lait de coco et saupoudrez de poudre de thé matcha.

Conseil

Utilisez impérativement des bananes congelées pour un résultat creamy et pour éviter que les toppings coulent !

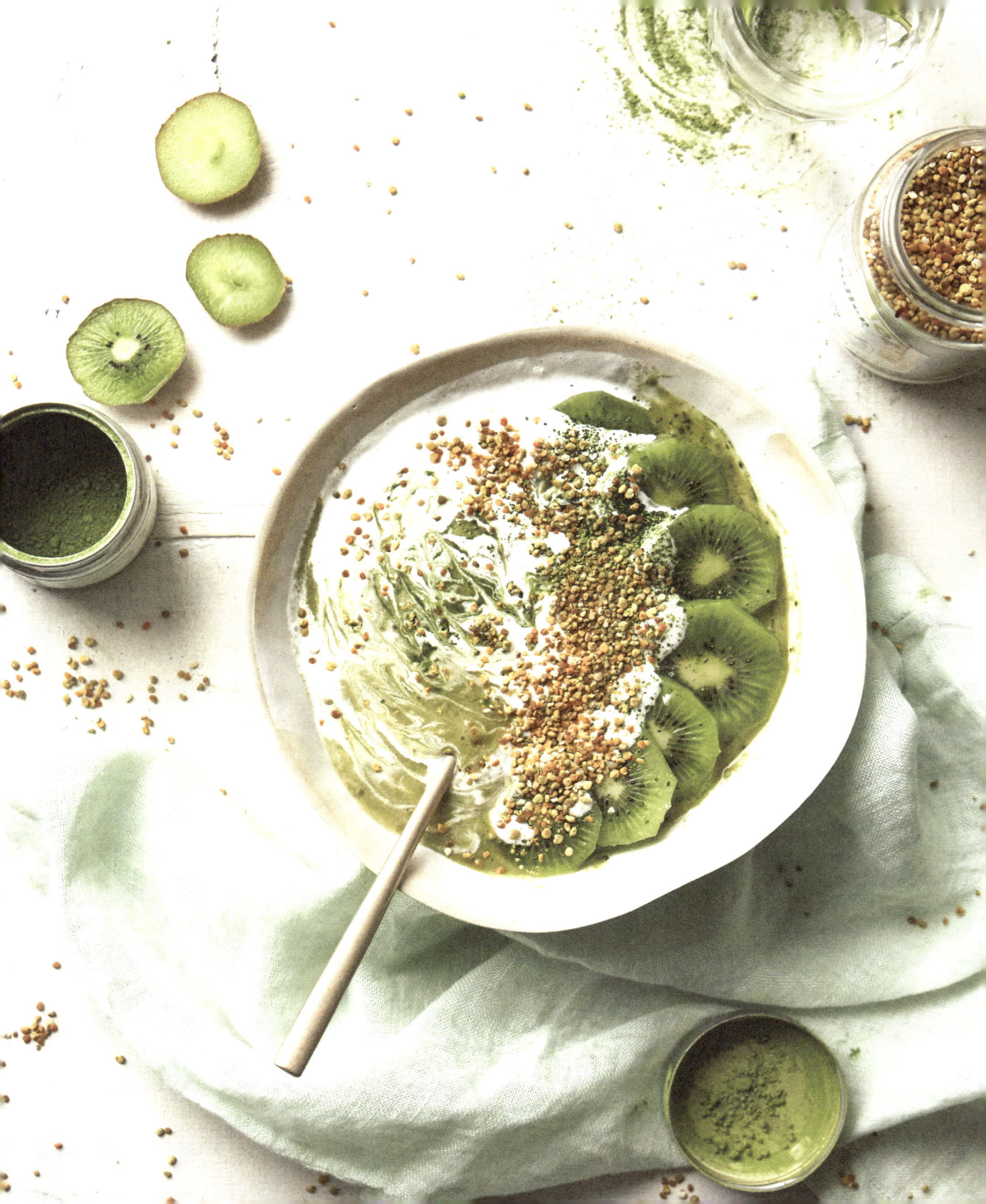

Crème de yaourt miracle
À LA ROSE ET AUX FRUITS ROUGES

POUR 4 PERSONNES
PRÉPARATION : 10 MIN
REPOS : 1 H

Une crème de yaourt féerique : les pétales de rose et les fruits rouges sont riches en vitamine C et en antioxydants qui boostent la synthèse de collagène et permettent ainsi d'estomper les rides. Un dessert, un petit déjeuner ou un goûter parfait pour protéger la peau !

INGRÉDIENTS

80 g de framboises

80 g de mûres

250 g de yaourt de brebis

4 cuil. à soupe de miel

4 cuil. à soupe de riz soufflé

Pour les pétales de rose cristallisés :

1 rose non traitée

1 blanc d'œuf

40 g de sucre de canne blond

Préparation

À l'aide d'un pinceau, badigeonnez les deux côtés de chaque pétale de rose avec le blanc d'œuf battu, puis trempez chaque pétale dans le sucre. Laissez sécher sur une grille ou une plaque de cuisson recouverte de papier sulfurisé pendant 1 heure (jusqu'à ce que les pétales durcissent).

Mélangez le yaourt avec le miel. Écrasez grossièrement les framboises et les mûres.

Répartissez le yaourt dans quatre ramequins, ajoutez quelques fruits rouges, 1 cuillerée à soupe de riz soufflé et des pétales de rose cristallisés.

Conseil

Préparez plutôt deux roses si vous souhaitez conserver quelques pétales pour une autre recette, ils sont délicieux sur un gâteau de semoule ou du riz au lait !

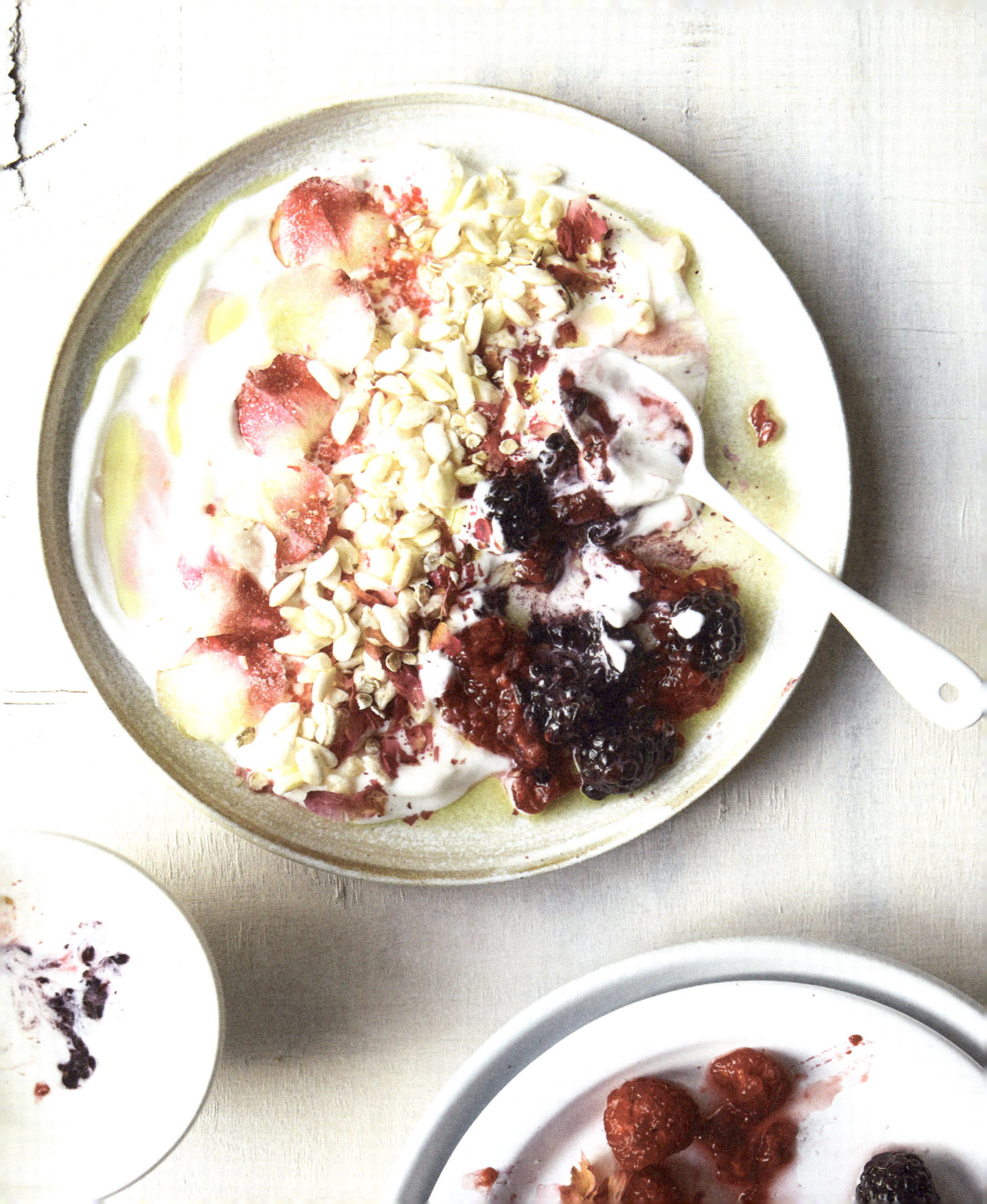

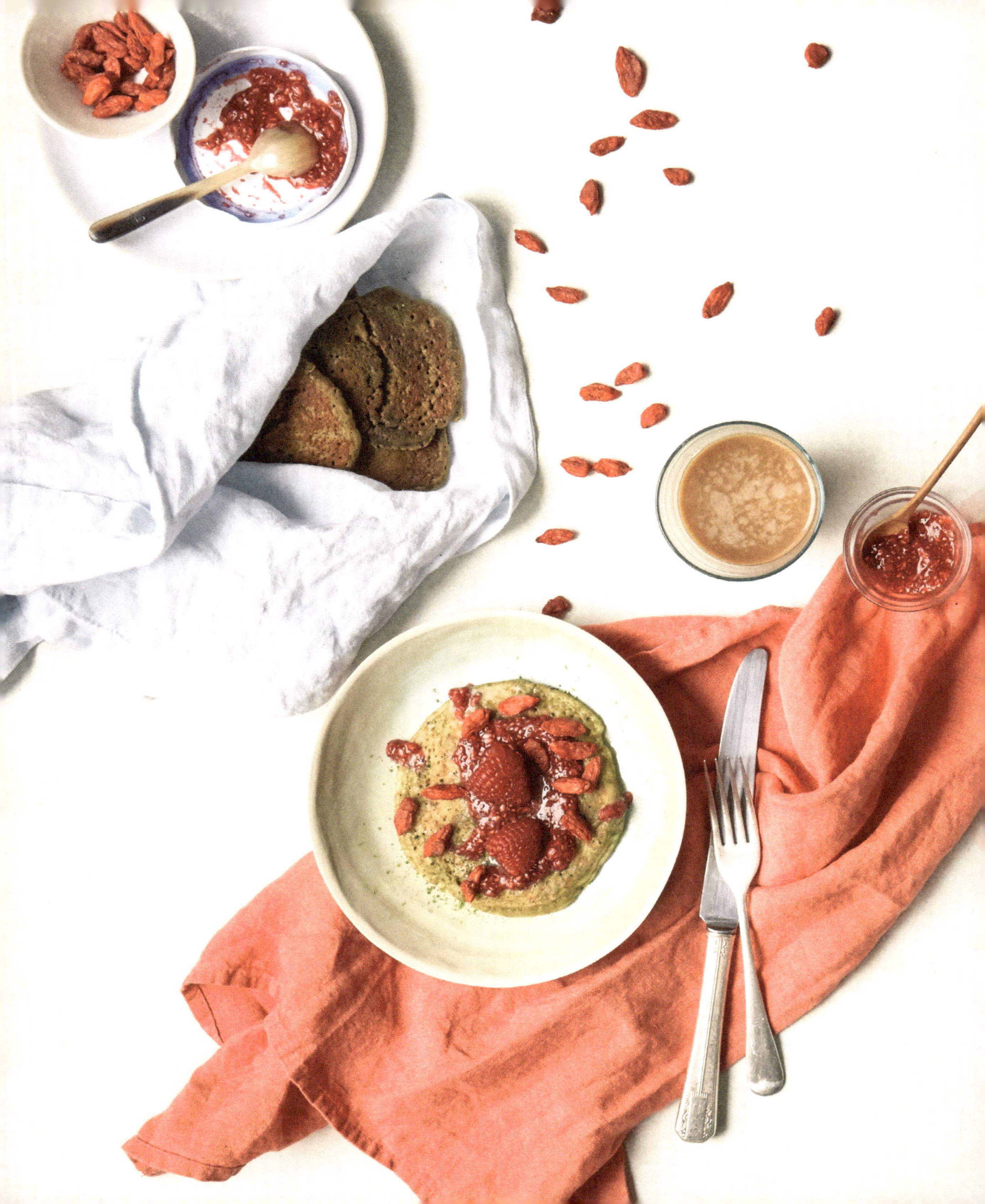

Pancakes bel éclat

CONFITURE « CHIA LOVE »

POUR 2 PERSONNES - PRÉPARATION : 20 MIN - RÉFRIGÉRATION : 30 MIN À 1 NUIT

POUR LES PANCAKES : 1 œuf bio très frais • 90 ml de lait d'amande • 2 cuil. à soupe d'huile de coco (+ pour la cuisson) • 2 cuil. à soupe de sucre de coco ou de canne • 1 cuil. à café d'extrait de vanille • 2 cuil. à soupe de sirop d'érable • 60 g de farine • 1 cuil. à café de poudre matcha • 1 cuil. à café de bicarbonate de soude • 1 petite pincée de sel • quelques baies de goji **POUR LA CONFITURE « CHIA LOVE » :** 125 g de framboises (+ quelques-unes pour la présentation) • 1,5 cuil. à café de graines de chia • 1 cuil. à café de sirop d'érable

Préparation

Le soir avant d'aller vous coucher, mélangez tous les ingrédients pour la confiture de chia dans un bocal avec 2 cuillerées à soupe d'eau. Écrasez bien les framboises avec le dos d'une cuillère. Secouez le bocal pour bien tout amalgamer et réservez au frais. À votre réveil, les graines de chia auront gonflé et les saveurs se seront bien mêlées. Si vous ne faites pas la préparation la veille, laissez reposer au moins 30 minutes.

Dans un saladier, mélangez l'œuf, le lait d'amande, le sirop d'érable, l'huile de coco (faites-la fondre quelques minutes dans une petite casserole si elle est solide), le sucre et l'extrait de vanille avec un fouet. Ajoutez la farine, la poudre matcha, le bicarbonate de soude et le sel.

Faites chauffer une poêle à feu doux. Faites-y fondre un peu d'huile de coco et versez une demi-tasse de pâte sur la poêle. Attendez que de petites bulles apparaissent à la surface, puis retournez les pancakes et faites cuire moins d'1 minute de l'autre côté.

Servez les pancakes chauds avec la confiture de framboises et parsemez de quelques baies de goji.

Variez la recette de confiture en l'essayant avec des griottes, elle est tout aussi délicieuse !

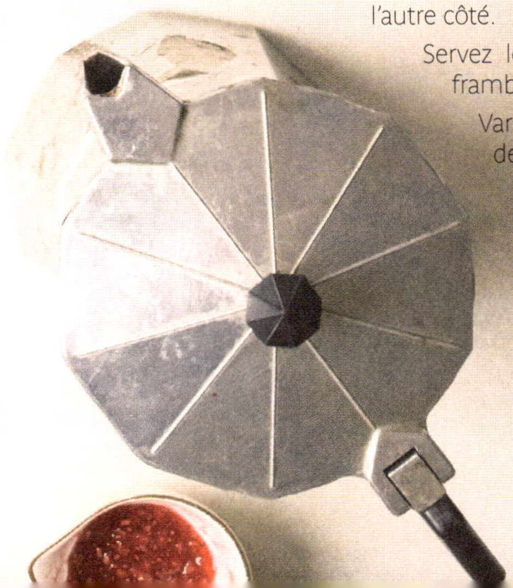

Conservation

Attention, la confiture « chia love » ne se conserve que 2 à 3 jours au frais.

California yogurt bowl

POUR 1 PERSONNE
PRÉPARATION : 10 MIN

Une association très californienne que celle du yaourt et de l'avocat. Californienne et délicieusement healthy selon moi ! Avec l'avocat pour les bonnes graisses et le yaourt pour les probiotiques, ces bactéries amies de l'intestin. Le california yogurt bowl est idéal pour démarrer la journée et peut aussi satisfaire une envie gourmande en milieu d'après-midi.

INGRÉDIENTS

1/2 avocat

6 mûres

2 cuil. à soupe de miel ou de sirop d'érable

200 g de yaourt au lait fermier ou de brebis

1 trait de jus de citron

1 cuil. à café de flocons d'avoine

1 cuil. à café d'éclats de pistaches

1 cuil. à soupe d'huile de pistaches (ou huile d'olive)

Préparation

Dans un petit ramequin, écrasez les mûres avec le dos d'une fourchette, versez la moitié du miel (ou du sirop d'érable) et mélangez bien.

Versez le yaourt dans un bol. Coupez l'avocat en fines lamelles et citronnez-les immédiatement pour éviter qu'elles noircissent. Garnissez le yaourt avec l'avocat, la purée de mûres, les flocons d'avoine et les pistaches. Arrosez d'un filet d'huile et de sirop d'érable.

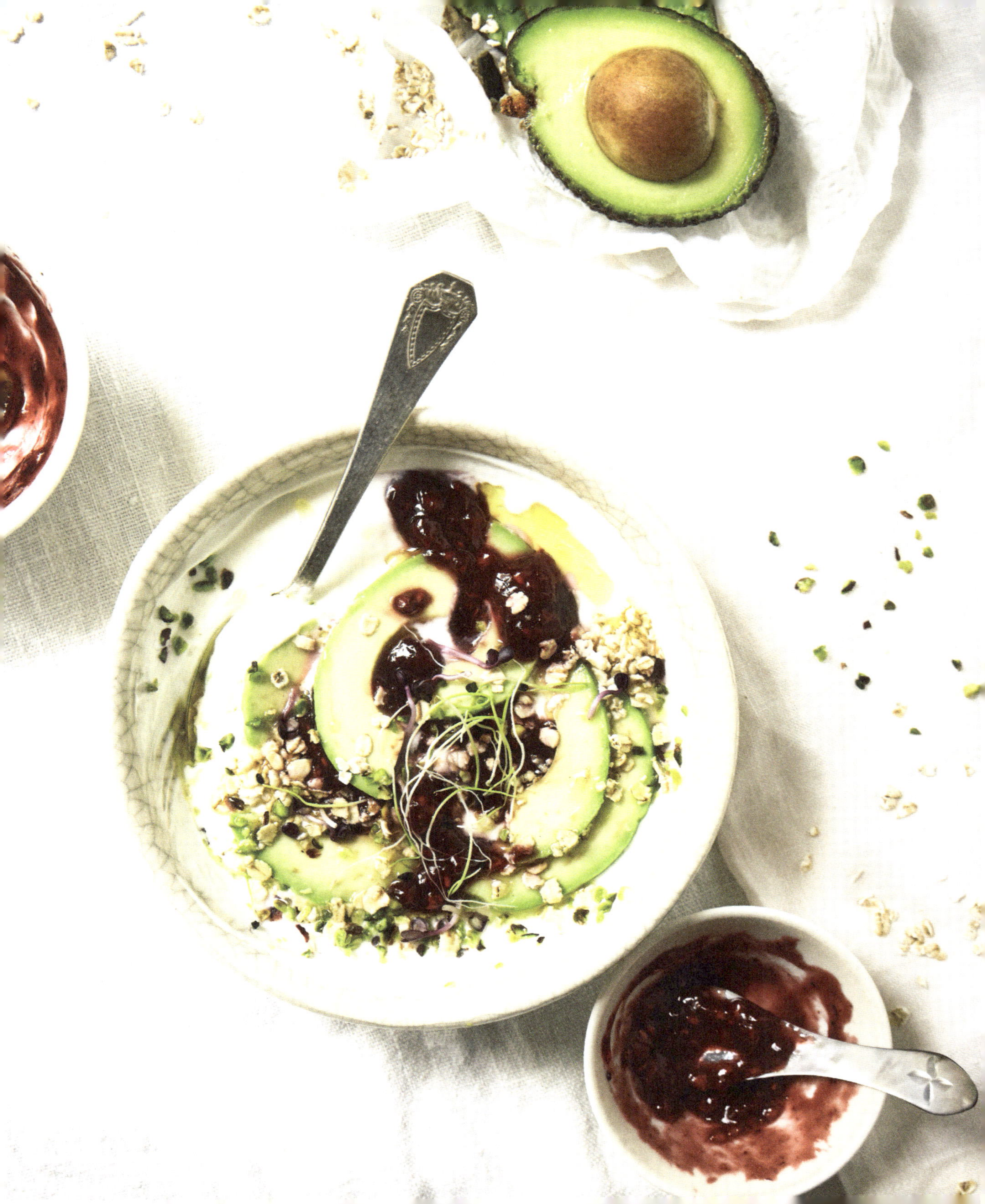

Chia pudding hydratant
À L'ORANGE SANGUINE

POUR 2 À 4 PERSONNES
PRÉPARATION : 10 MIN
RÉFRIGÉRATION : 1 NUIT

Un temps de réalisation express, une nuit de repos, et vous pourrez déguster lors de votre petit déjeuner (ou même au dessert) un pudding aux mille vertus grâce aux graines magiques que sont les graines de chia ! Ces dernières sont riches en omégas-3 et 6, qui rendent la peau souple et hydratée. Les agrumes apportent quant à eux l'énergie nécessaire pour bien commencer sa journée !

INGRÉDIENTS

- 40 g de graines de chia
- 3 oranges sanguines
- 120 g de yaourt de brebis
- 120 ml de jus d'orange sanguine frais
- 50 ml d'eau de fleur d'oranger
- 1 pincée de sel
- 2 cuil. à soupe de miel
- quelques pistaches hachées

Préparation

Mélangez avec un fouet le yaourt, le jus d'orange sanguine, l'eau de fleur d'oranger, le sel et le miel dans un bol. Ajoutez les graines de chia, mélangez et couvrez. Laissez reposer au réfrigérateur le temps d'une nuit (ou au moins quelques heures pour que les graines gonflent).

Pelez et coupez les oranges en suprêmes (détaillez les quartiers d'orange en retirant l'écorce et la membrane blanche, de sorte de n'avoir plus que la pulpe).

Servez le pudding dans de petits ramequins, garnis de quelques segments d'orange et d'éclats de pistaches. Ajoutez un peu plus de miel par-dessus les toppings si vous le souhaitez.

Conseil

Je préfère le yaourt de brebis pour sa douceur et sa légèreté mais tout yaourt nature fera l'affaire !

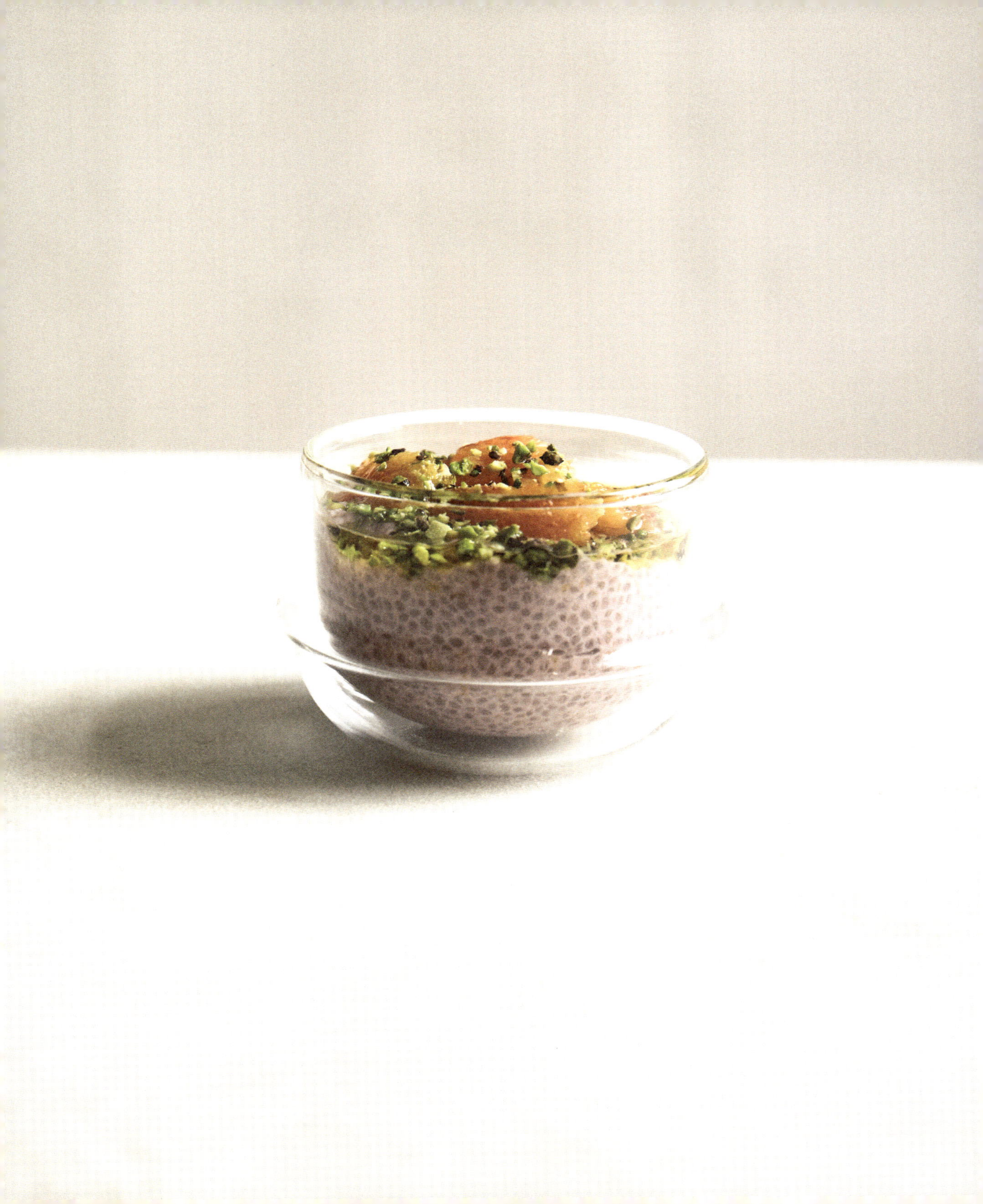

Œufs fermentés

POUR 6 PERSONNES
PRÉPARATION : 10 MIN
CUISSON : 10 MIN
MACÉRATION :
2 H À 10 JOURS

Bien plus que de simples œufs durs ! Après avoir cuits dans de l'eau bouillante, ils sont mis à mariner dans un mélange à base de vinaigre de cidre et de curcuma. Le curcuma leur apporte une belle couleur et, surtout, il aide à détoxifier le foie en stimulant la production de bile dans l'intestin, qui permet de mieux digérer les graisses.

INGRÉDIENTS

6 œufs

2 cuil. à café de curcuma en poudre

240 ml de vinaigre de cidre

2 cuil. à soupe de sucre

1 cuil. à café de sel

1/2 oignon

1 cuil. à soupe de grains de poivre

Préparation

Placez les œufs dans une casserole et couvrez-les d'eau froide. Portez à ébullition, puis retirez du feu et couvrez. Laissez 10 minutes. Pendant ce temps, préparez un grand bol d'eau glacée. Lorsque les œufs sont prêts, utilisez une cuillère à trous pour les transférer dans le bain de glaçons. Écalez-les.

Dans une petite casserole, mettez le vinaigre, 120 ml d'eau, le sucre, le sel et le curcuma. Faites cuire à feu doux quelques minutes en remuant jusqu'à dissolution du sucre.

Dans un bocal en verre, déposez l'oignon émincé très finement (à l'aide d'une mandoline si possible), les grains de poivre et les œufs durs. Versez le mélange au vinaigre sur les œufs, refermez et secouez délicatement. Laissez fermenter les œufs dans le bocal au frais pendant au moins 2 heures, puis dégustez ! Les œufs se conservent 10 jours au réfrigérateur.

Conseil

J'aime beaucoup l'idée d'un mezze pour un déjeuner léger ou un apéritif entre amis. Ces œufs vinaigrés s'y intégreront parfaitement ! Dégustez-les sur des tranches de pain grillées, et composez votre plateau mezze en ajoutant des anchois marinés, des olives, du houmous…

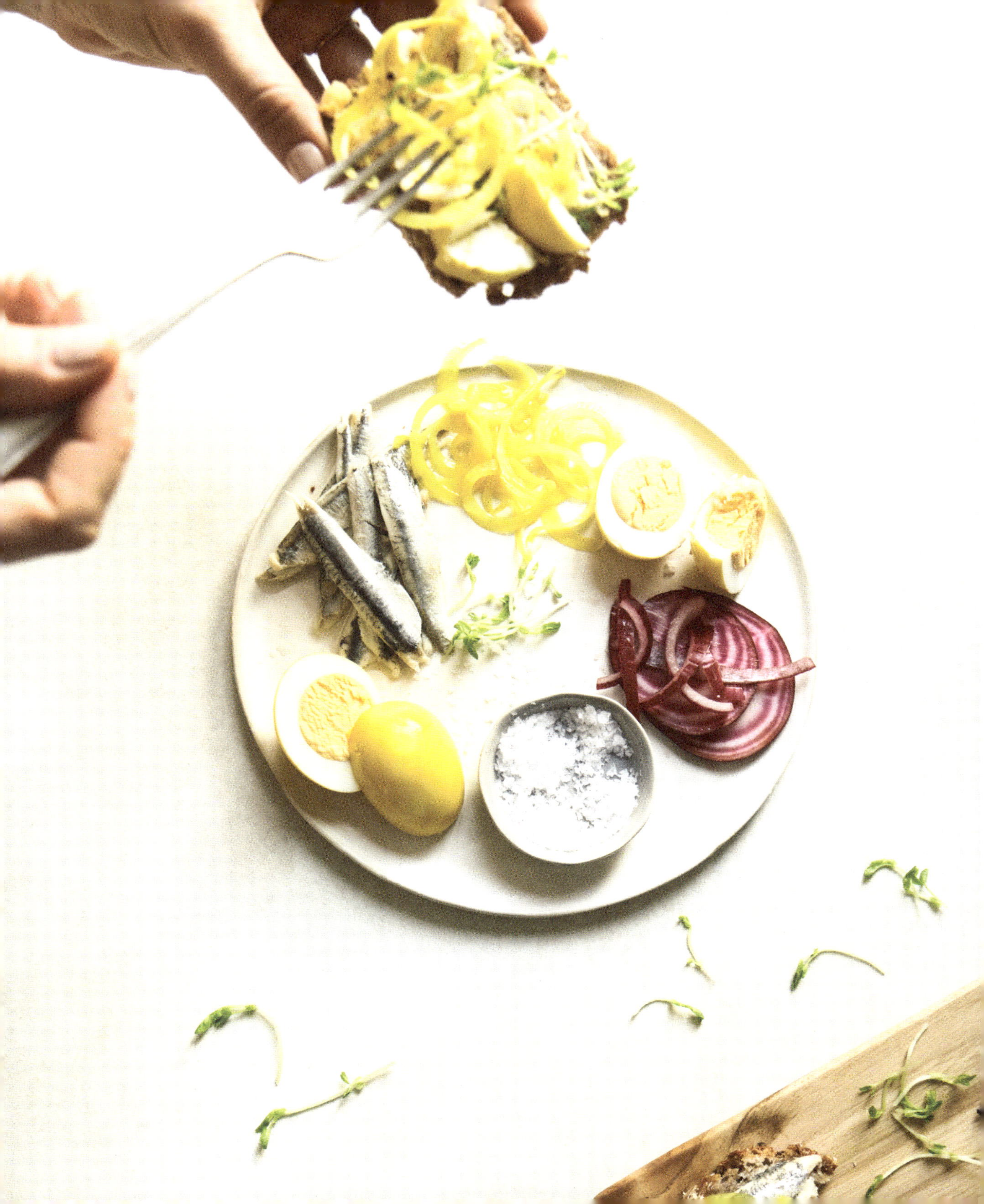

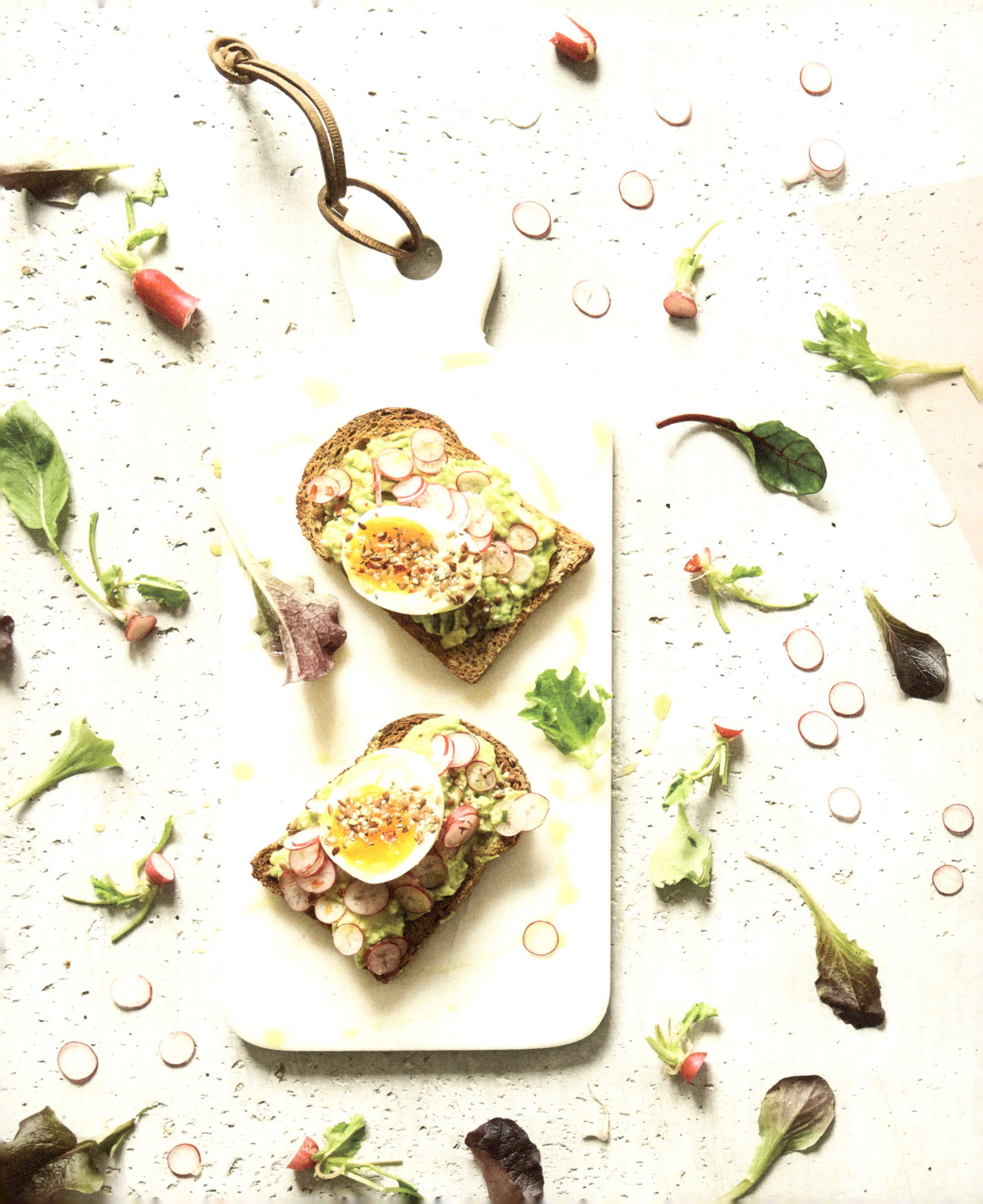

Avocado Toast

ŒUF MOLLET ET PÉTALES DE RADIS

Le toast à l'avocat est devenu très rapidement le numéro un des tendances alimentaires healthy ! Et pour cause, il contribue à la bonne santé de la peau tout en étant extrêmement gourmand. Ici, l'ajout de l'œuf et du radis (qui contiennent du soufre) en fait un en-cas idéal pour fortifier les cheveux et les ongles. N'hésitez pas à poster vos toasts sur Instagram sous le hastag #avocadotoast, déjà plus de 300 000 tags !

POUR 6 PIÈCES - PRÉPARATION : 10 MIN - CUISSON : 6 MIN

2 avocats • 6 tranches de pain complet • 3 œufs bio très frais • 1/2 cuil. à café de graines de lin • 1/2 cuil. à café de graines de sésame noir • 1/2 cuil. à café de graines de chia • le jus d'1 petit citron vert • 1 pincée de piment d'Espelette • quelques radis • huile d'olive • sel, poivre

Préparation

Toastez les tranches de pain. Dans un grand volume d'eau bouillante, déposez délicatement les œufs et faites-les cuire 6 minutes, passez-les sous l'eau froide, puis écalez-les.

Dans un mortier, mettez les graines de lin, de sésame et de chia et écrasez avec le pilon. Si vous n'avez pas de mortier et de pilon, vous pouvez laisser les graines telles quelles.

Écrasez la chair des avocats avec une fourchette dans une assiette creuse, arrosez du jus de citron vert, ajoutez le piment d'Espelette, assaisonnez et mélangez bien. Taillez les radis en rondelles très fines, à l'aide d'une mandoline si possible.

Tartinez chaque toast de purée d'avocat, garnissez d'1 demi-œuf, de quelques fines tranches de radis et parsemez du mélange de graines.

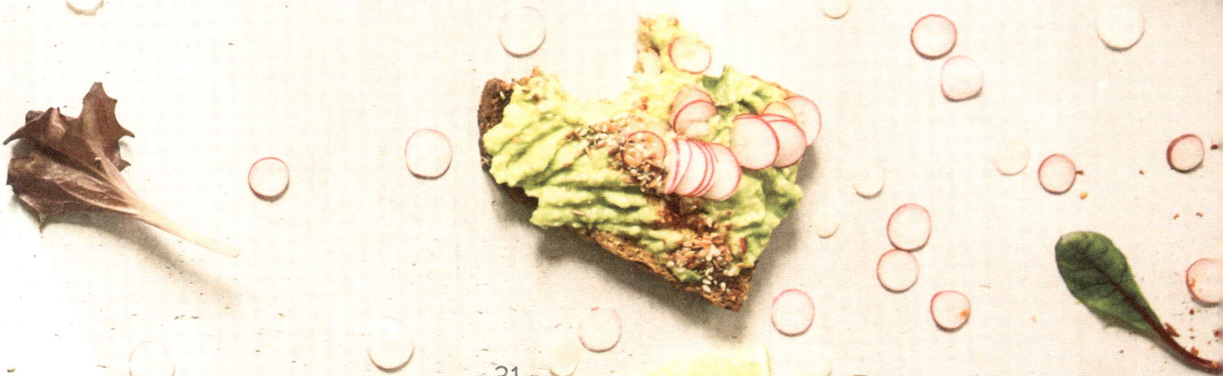

Salade tonifiante
À LA RICOTTA SALATA

POUR 4 À 6 PERSONNES
PRÉPARATION : 15 MIN
MARINADE : 15 MIN

Une délicieuse salade à savourer au cœur de l'hiver, quand les beaux jours vous manquent et que les oranges sont de saison, pour bénéficier de tous leurs vitamines et minéraux ! Elles sont notamment riches en vitamine C, qui permet de lutter contre les infections et la fatigue. L'alliance des saveurs acidulées des agrumes et de la ricotta salata enchantera vos papilles. Et les belles couleurs de cette salade font leur d'effet !

INGRÉDIENTS

3 oranges sanguines

2 oranges

1 pamplemousse

5 cuil. à soupe de vinaigre de vin

1 petit oignon rouge

3 poignées de roquette

2 cuil. à soupe de feuilles de menthe ciselées

2 cuil. à soupe de pistaches hachées

quelques copeaux de ricotta salata (ou de parmesan)

2 cuil. à soupe d'huile d'olive

sel, poivre

Préparation

Versez le vinaigre dans un bol et ajoutez l'oignon émincé, laissez mariner pendant 15 minutes, égouttez et rincez les oignons, réservez le vinaigre.

Pelez les agrumes à vif, coupez-les en rondelles et déposez-les dans un grand plat en alternant les couleurs, ajoutez la roquette. Garnissez de menthe, de pistaches, des oignons rouges vinaigrés et de la ricotta.

Dans un petit bol, mélangez la moitié du vinaigre réservé (ajoutez le reste plus tard si nécessaire après avoir goûté), l'huile, du sel et du poivre, puis arrosez la salade de cette sauce.

Conseil

La ricotta salata se trouve dans des épiceries italiennes.
Vous pouvez la remplacer par de la ricotta classique, plus crémeuse, ou par des copeaux de parmesan.

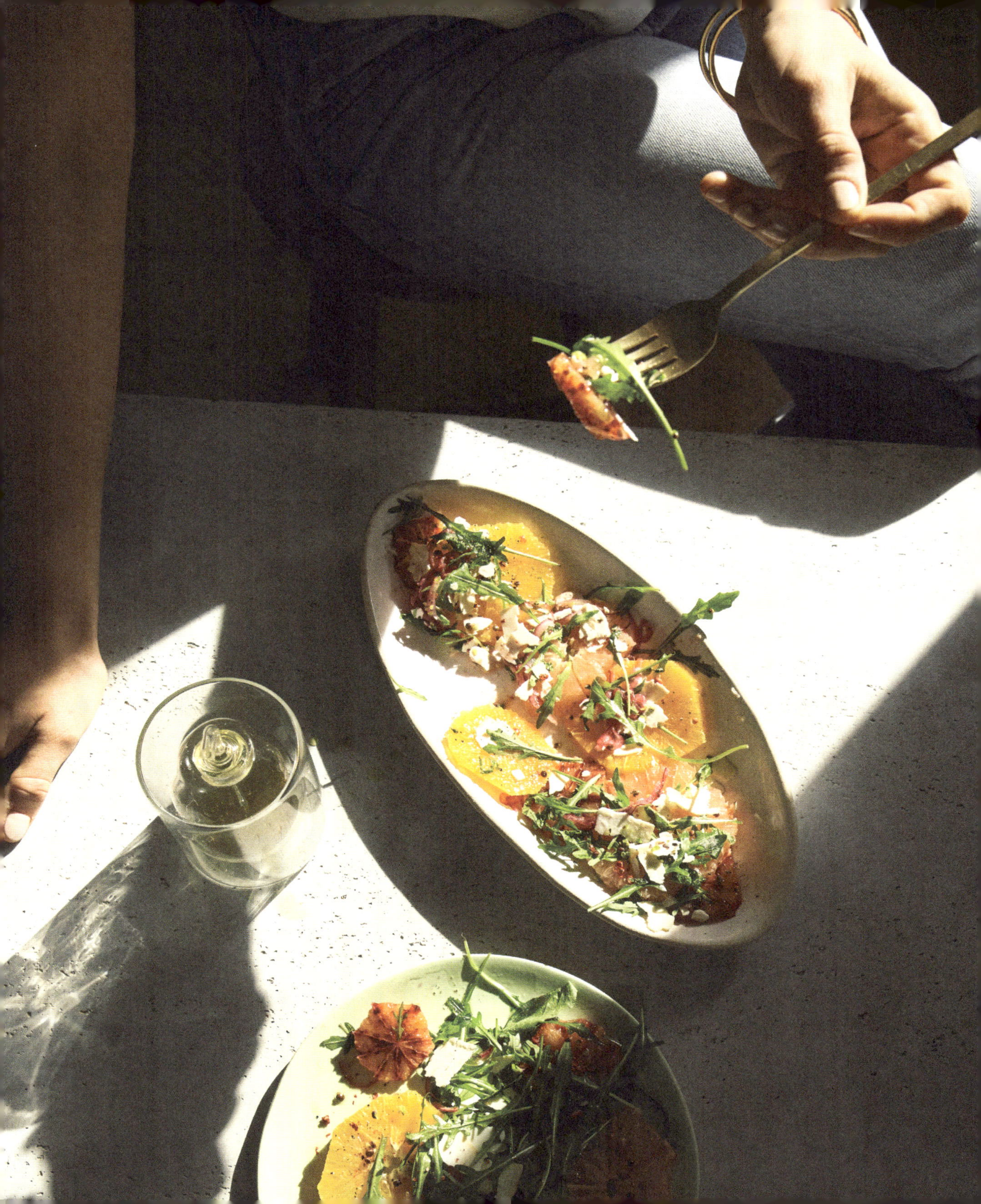

Soupe belle mine

AU MELON ET À LA LAVANDE

POUR 4 À 6 PERSONNES
PRÉPARATION : 10 MIN
INFUSION : 5 MIN
RÉFRIGÉRATION : 30 MIN

Melon et lavande, le soleil s'invite à votre table. L'infusion de lavande est reconnue pour son pouvoir relaxant, tandis que le melon, riche en bêta-carotène, est l'ingrédient idéal pour bien hydrater et préparer votre peau à l'exposition solaire.

INGRÉDIENTS

2 melons mûrs

1 sachet d'infusion à la lavande (ou 3 g de fleurs de lavande séchées)

huile d'olive

fleur de sel, poivre

Pour accompagner :

quelques gressins

quelques fines tranches de jambon de Parme

Préparation

Portez à ébullition 240 ml d'eau dans une casserole avec la lavande et laissez infuser 5 minutes.

Coupez et épépinez les melons, prélevez leur pulpe et placez-les dans le bol d'un blender. Filtrez l'infusion de lavande et ajoutez-la dans le blender. Mixez jusqu'à l'obtention d'un mélange homogène.

Répartissez dans de petites coupelles, arrosez d'un filet d'huile d'olive, salez et poivrez.

Réservez au frais 30 minutes. Servez avec des gressins enrobés de jambon de Parme.

Conseil

Vous trouverez des fleurs de lavande comestibles en épicerie fine ou en magasin bio, mais n'hésitez pas à remplacer l'infusion aux fleurs de lavande par une délicieuse petite boule de sorbet à la lavande dans chaque portion de soupe glacée.

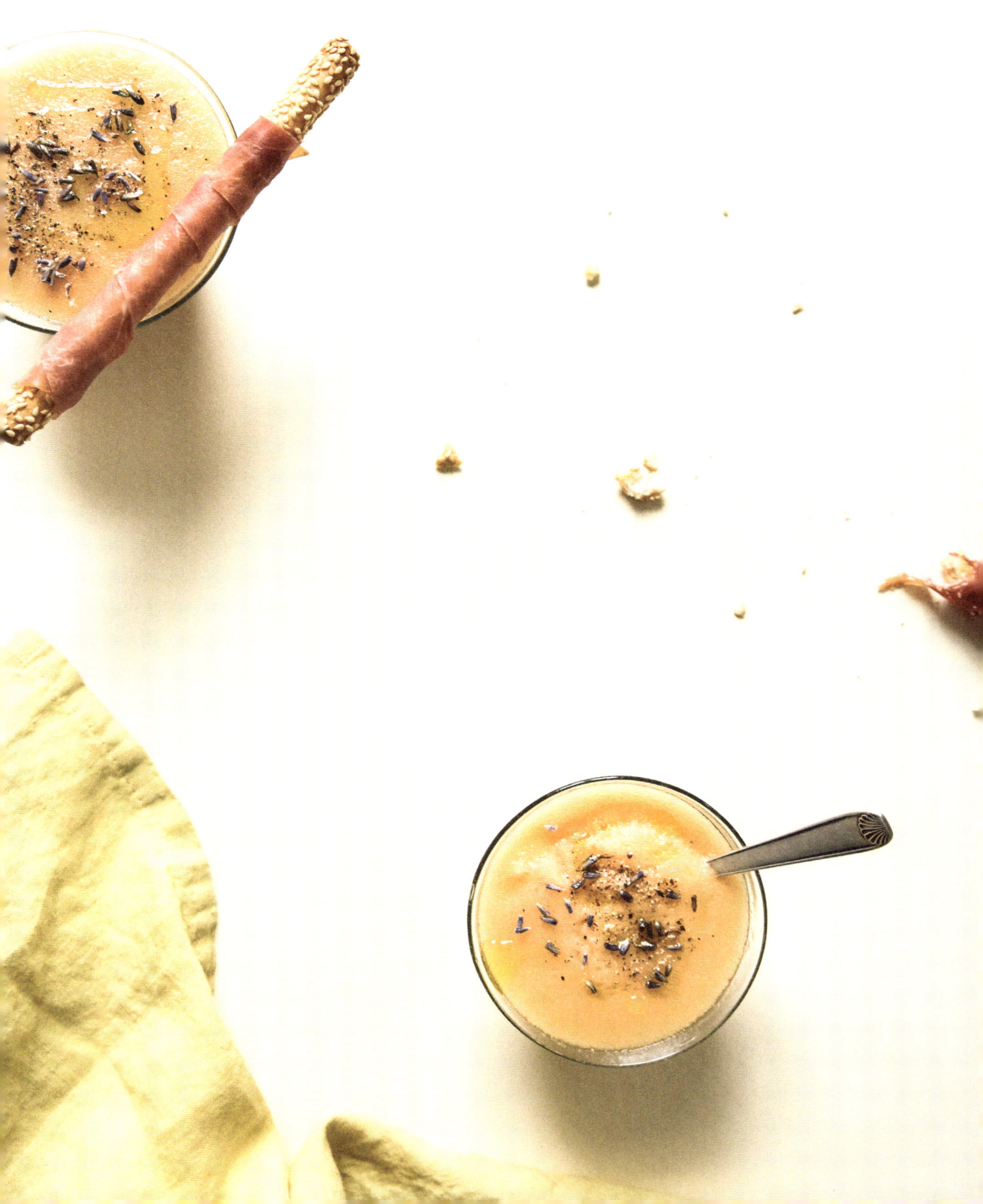

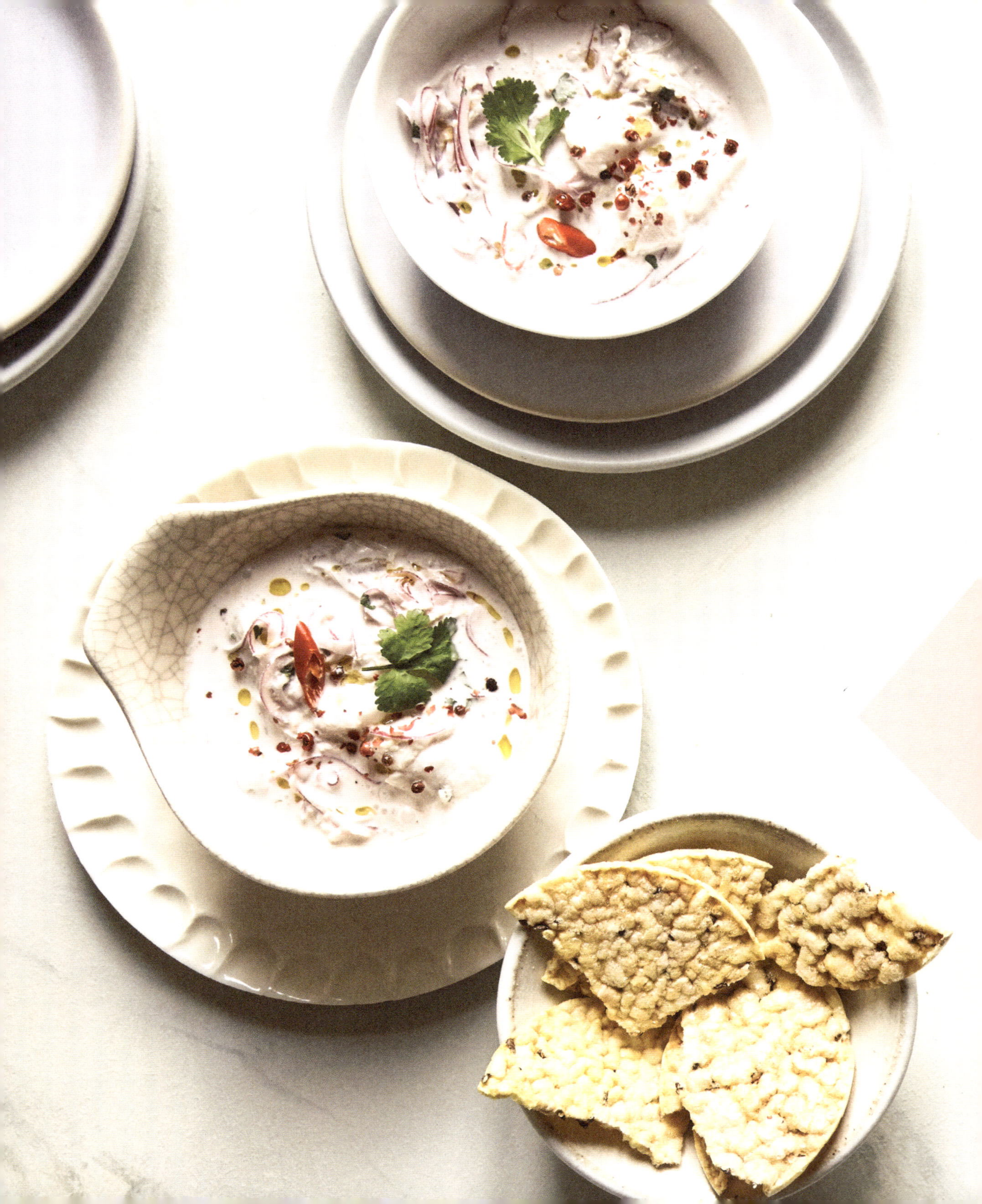

Ceviche de bar spicy

EFFET PEAU LISSE

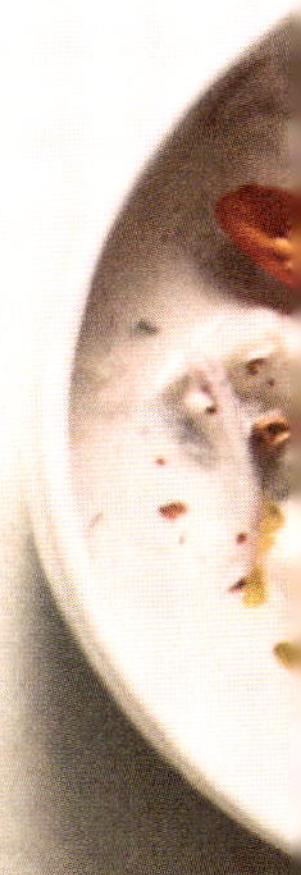

Cette recette d'origine péruvienne mais aussi philippine fait une délicieuse entrée, fraîche, légère et crémeuse grâce au lait de coco. Le bar comme le lait de coco contiennent du sélénium, qui favorise le renouvellement des cellules et limite l'apparition des rides. Très parfumé grâce au gingembre, à la coriandre et aux piments, le ceviche sera délicieux dégusté sur des galettes de maïs ou des tortillas chips.

POUR 4 À 6 PERSONNES - PRÉPARATION : 20 MIN - MARINADE : 20 MIN

1 boîte de lait de coco (400 ml) • 600 g de filet de bar très frais (demandez à votre poissonnier de retirer la peau et les arêtes) • 1/2 petit oignon rouge • 1 à 2 piments oiseau • 60 ml de vinaigre de vin rouge • 4 cuil. à café de gingembre frais râpé • 2 cuil. à soupe d'huile d'olive **POUR SERVIR :** 1 cuil. à café de sel • 1 cuil. à café de baies roses • 2 cuil. à soupe de feuilles de coriandre hachées • quelques gouttes d'huile d'olive • quelques galettes de maïs (facultatif)

Préparation

Émincez l'oignon et les piments. Nettoyez le filet de bar s'il n'est pas préparé et coupez-le en petits dés. Dans un grand bol, mélangez tous les ingrédients. Couvrez le bol de film alimentaire et réfrigérez pendant 20 minutes.

Assaisonnez avec du sel, parsemez de baies roses, de coriandre et de quelques gouttes d'huile.

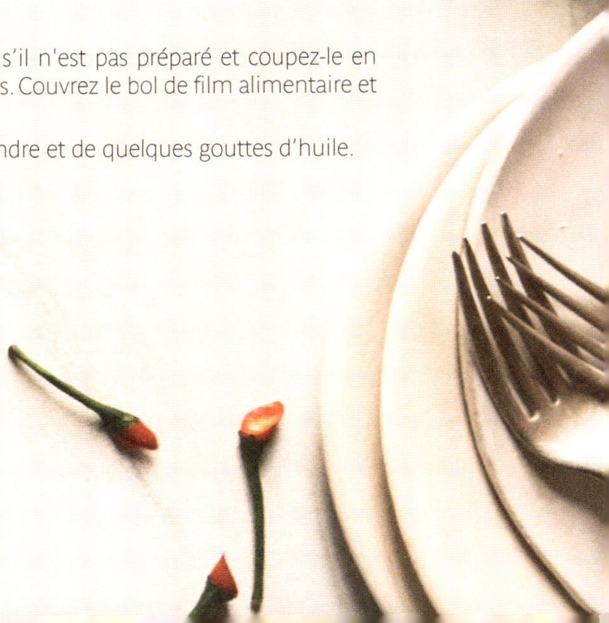

Avocat

Buddha bowl

AU QUINOA ET POIS CHICHES ÉPICÉS

POUR 4 PERSONNES
PRÉPARATION : 10 MIN
CUISSON : 30 MIN

Voici un buddha bowl 100 % vegan ! Un repas complet et nutritif qui tient dans un bol : quinoa onctueux, pois chiches épicés et croustillants, salade verte toute fraîche… Le tout agrémenté d'une sauce au poivron rouge qui met tout simplement l'eau à la bouche !

INGRÉDIENTS

2 avocats

180 g de quinoa

1 boîte de pois chiches (400 g)

1 pincée de paprika

1 pincée de piment d'Espelette

1 pincée de cumin en poudre

1 pincée d'origan

quelques feuilles de salade verte

graines de sésame noir

huile d'olive

sel, poivre

Pour la sauce :

1 poivron rouge

le jus d'1 citron

1 pincée de paprika

1 pincée de cumin en poudre

10 g de coriandre fraîche (ou persil)

Préparation

Versez 2 tasses d'eau et le quinoa dans une casserole, portez à ébullition, baissez à feu doux et laissez mijoter une quinzaine de minutes, jusqu'à ce que l'eau soit absorbée et le quinoa tendre. Égrainez-le à la fourchette, arrosez d'un filet d'huile et assaisonnez.

Préchauffez le four à 220 °C (th. 7). Dans un bol, mélangez les pois chiches égouttés, un généreux filet d'huile d'olive, les épices et l'origan jusqu'à ce que les pois chiches soient bien enrobés. Sur une plaque de cuisson recouverte de papier sulfurisé, enfournez les pois chiches pour 15 minutes, jusqu'à ce qu'ils soient dorés. Retirez du four.

Préparez la sauce : épépinez le poivron et coupez-le en lamelles. Déposez-le avec le reste des ingrédients dans le bol d'un blender, mixez jusqu'à l'obtention d'une consistance homogène.

Assemblez chaque petit bol : disposez le quinoa, quelques feuilles de salade, 1 demi-avocat coupé en lamelles et les pois chiches. Arrosez le tout avec la sauce au poivron rouge et saupoudrez de graines de sésame.

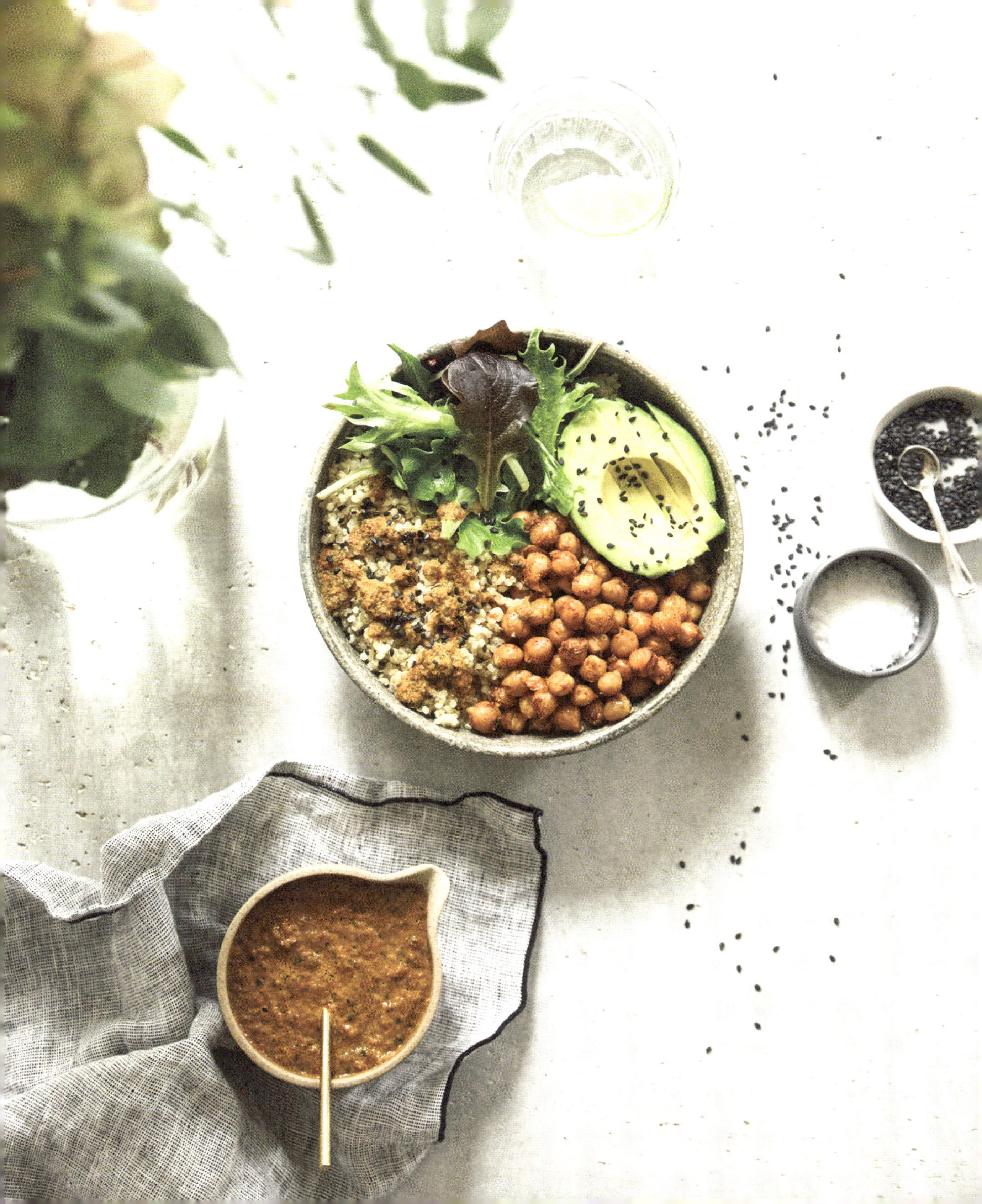

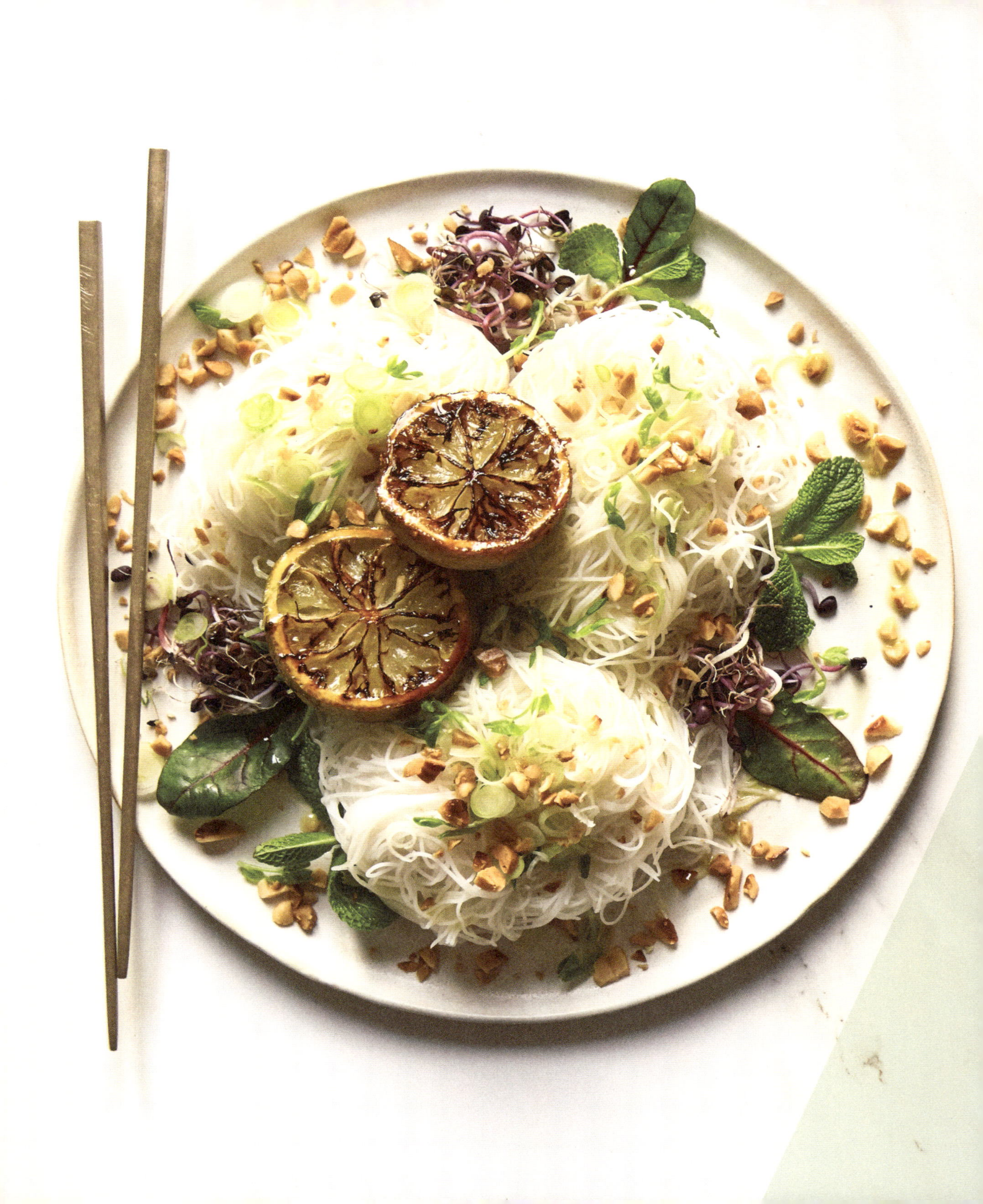

Nouilles de riz détox
AUX CITRONS CARAMÉLISÉS

Laissez-vous emporter par un vent d'exotisme ! Vous serez séduit par le parfait mélange des saveurs et la facilité d'exécution de cette recette. Le citron, aliment star pour éliminer les toxines, ainsi que la menthe fraîche forment un remède idéal pour effacer les marques de fatigue et retrouver un teint frais.

POUR 4 PERSONNES - PRÉPARATION : 15 MIN - CUISSON : 7 MIN

400 g de vermicelles de riz • 2 citrons verts • 1 cuil. à soupe de sucre brun • 1 botte d'oignons verts • 10 g de feuilles de menthe fraîche (gardez-en quelques-unes pour la garniture) • 15 g de noix de coco râpée non sucrée • 1 poignée de cacahuètes • quelques jeunes pousses (facultatif) **POUR LA SAUCE :** 250 ml de lait de coco • 2 cuil. à soupe de sauce poisson (nuoc-mâm) • 1 morceau de racine de gingembre de 5 cm environ • le jus et les zestes d'1 citron vert bio • 1 cuil. à soupe de sucre • 1 cuil. à café de sel

Préparation

Déposez les nouilles dans une casserole d'eau bouillante salée hors du feu et laissez cuire 4 minutes, égouttez et passez sous l'eau froide.

Préparez la sauce : dans un petit bol, mélangez le lait de coco, la sauce poisson, le gingembre pelé et râpé, le jus et les zestes de citron vert, le sucre et le sel.

Coupez les citrons verts en deux et trempez-les dans le sucre brun, déposez-les dans une casserole à feu vif pendant 3 minutes environ, jusqu'à ce qu'ils soient caramélisés. Torréfiez rapidement les cacahuètes dans une poêle à sec.

Mélangez les nouilles avec la sauce au lait de coco, les oignons verts émincés, la menthe ciselée, la noix de coco râpée et les cacahuètes torréfiées grossièrement hachées. Transférez sur un plat et servez avec les citrons verts caramélisés, quelques jeunes pousses et quelques feuilles de menthe.

Salade purifiante
AUX POIVRONS JAUNES ET AU MAÏS

POUR 4 PERSONNES
PRÉPARATION : 20 MIN
CUISSON : 25 MIN

Une salade aux mille couleurs qui sent bon le soleil ! Les marques du gril laissent un goût légèrement fumé aux poivrons et au maïs que je trouve délicieux. L'association du curcuma, du gingembre et de l'ail dans la vinaigrette est très efficace pour lutter contre les inflammations.

INGRÉDIENTS

2 poivrons jaunes

3 épis de maïs

200 g de tomates cerise

2 petites endives

3 poignées de salade au choix

Pour la sauce :

1 petit piment rouge (oiseau)

1 morceau de racine de curcuma de 5 cm environ

1 morceau de racine de gingembre de 2 cm environ

1 gousse d'ail

10 g de feuilles de coriandre fraîche

50 ml d'huile d'olive

le jus et les zestes d'1/2 citron vert bio

sel, poivre

Préparation

Préchauffez le gril du four.

Préparez la sauce : dans un blender, mixez le piment, le curcuma et le gingembre pelés et coupés en morceaux, l'ail écrasé, la coriandre hachée, l'huile, le jus et les zestes de citron vert. Transférez dans un petit bol et assaisonnez.

Déposez les poivrons entiers sous le gril du four, en les tournant de temps en temps, jusqu'à ce qu'ils noircissent, une quinzaine de minutes.

Pendant ce temps, faites chauffer une poêle-gril à feu vif. Faites griller les épis de maïs, en les tournant de temps en temps, afin qu'ils soient bien grillés, environ 10 minutes. Laissez-les refroidir, puis détachez les graines des épis. Versez-les dans un saladier avec les poivrons refroidis égrenés et coupés en lamelles (en gardant leur peau). Enfournez les tomates cerise sous le gril du four 5 à 10 minutes, puis ajoutez-les dans le saladier avec les endives coupées (ou juste effeuillées si elle sont petites), la salade et la sauce. Mélangez, rectifiez l'assaisonnement et servez.

Conseil

La vinaigrette épicée, très rapide à préparer, est aussi très digeste et pourra être utilisée pour d'autres salades ; elle s'associera par exemple parfaitement avec un bol de quinoa et quelques légumes.

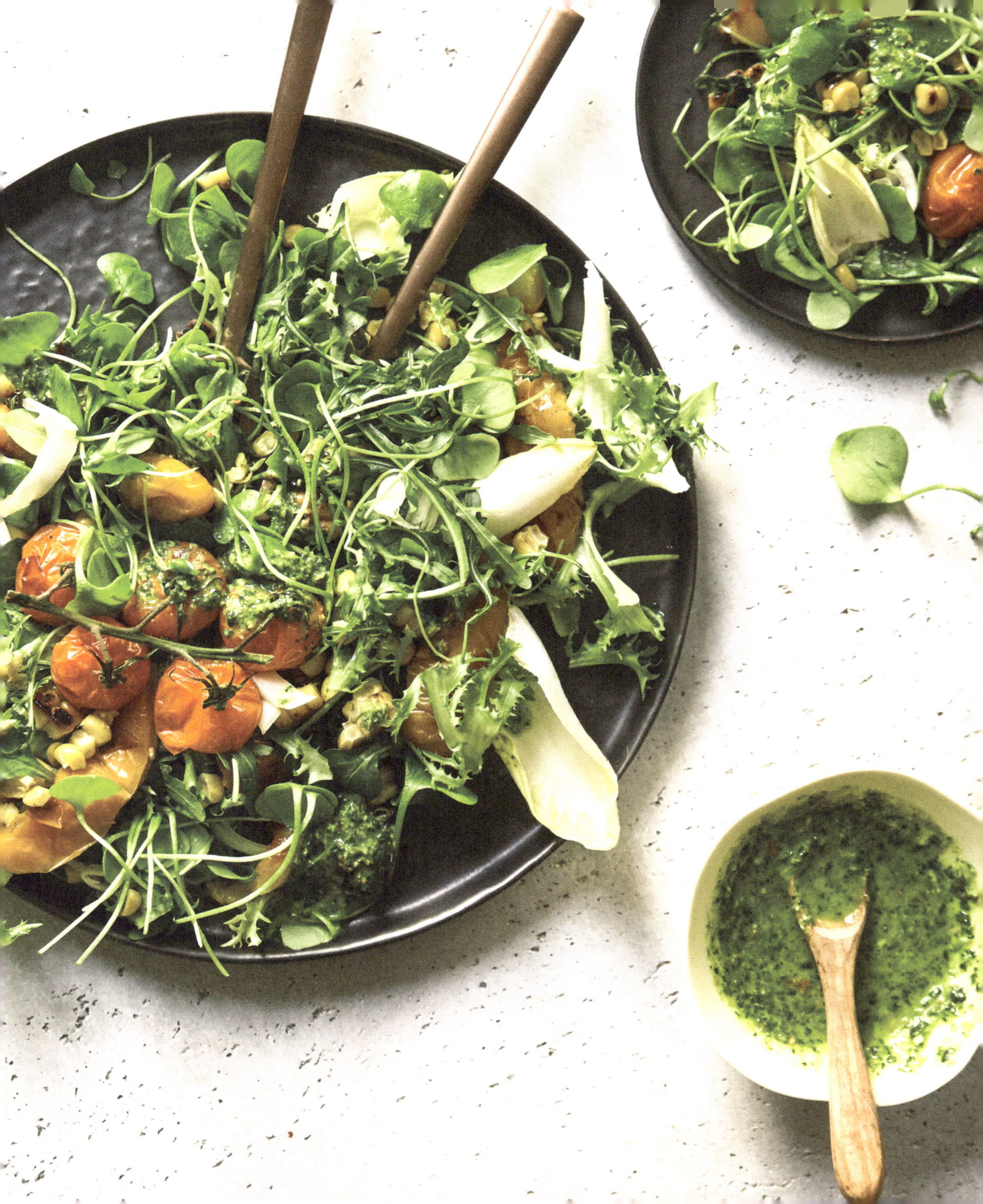

Bouillon thaï
FEEL GOOD

POUR 4 PERSONNES
PRÉPARATION : 20 MIN
CUISSON : 15 À 20 MIN

Le galanga est très utilisé dans les cuisines thaïlandaise, indonésienne et vietnamienne. Il ressemble beaucoup au gingembre mais son parfum unique est plus proche de l'agrume. Lors de la confection du bouillon, n'hésitez pas à en mâcher un petit morceau : il soulage les nausées, est anti-inflammatoire et favorise la digestion.

INGRÉDIENTS

- 50 g de racine de galanga (ou de gingembre)
- 8 tiges de citronnelle
- 3 échalotes
- 12 feuilles de lime kaffir (combawa)
- 1 poignée de champignons au choix
- 4 gousses d'ail
- 800 ml de lait de coco
- 2 à 3 piments oiseau
- 50 g de sucre de coco
- le jus d'1 citron vert
- 3 cuil. à soupe de sauce poisson (nuoc-mâm)
- quelques feuilles de coriandre
- quelques micro-pousses (petits pois et/ou poireaux) (facultatif)
- sel, huile d'olive

Préparation

Coupez le bout des tiges de citronnelle (les parties vertes). Tapez les tiges contre votre plan de travail afin qu'elles se fendent. Émincez les échalotes, épluchez et coupez le galanga en morceaux. Taillez les feuilles de lime kaffir en petits morceaux. Tranchez les champignons si nécessaire et hachez l'ail.

Dans une casserole de taille moyenne, versez le lait de coco, la citronnelle, les échalotes, les piments, le galanga, le sucre, les feuilles de lime kaffir et l'ail. Portez à ébullition et faites mijoter à feu doux, à couvert, pendant 15 minutes environ.

Filtrez la soupe à travers un tamis, réservez le bouillon et jetez le reste. Intégrez les champignons, le jus de citron vert, la sauce poisson, versez un peu d'eau si vous souhaitez une consistance moins épaisse. Réchauffez à feu doux avant de servir pour légèrement cuire les champignons. Assaisonnez et parsemez de coriandre, de micro-pousses et de quelques gouttes d'huile d'olive.

Conseil

Le combawa est un agrume qui ressemble au citron vert, mais dont on consomme plutôt les feuilles et les zestes, très parfumés. Faites une virée dans un marché alimentaire asiatique afin de trouver tous les ingrédients nécessaires pour ce délicieux bouillon, et dégustez-le avec du riz ou des nouilles asiatiques. Pour une version moins épicée, n'utilisez qu'un seul piment. À l'inverse, pour une version encore plus spicy, parsemez de piment d'Espelette avant de servir !

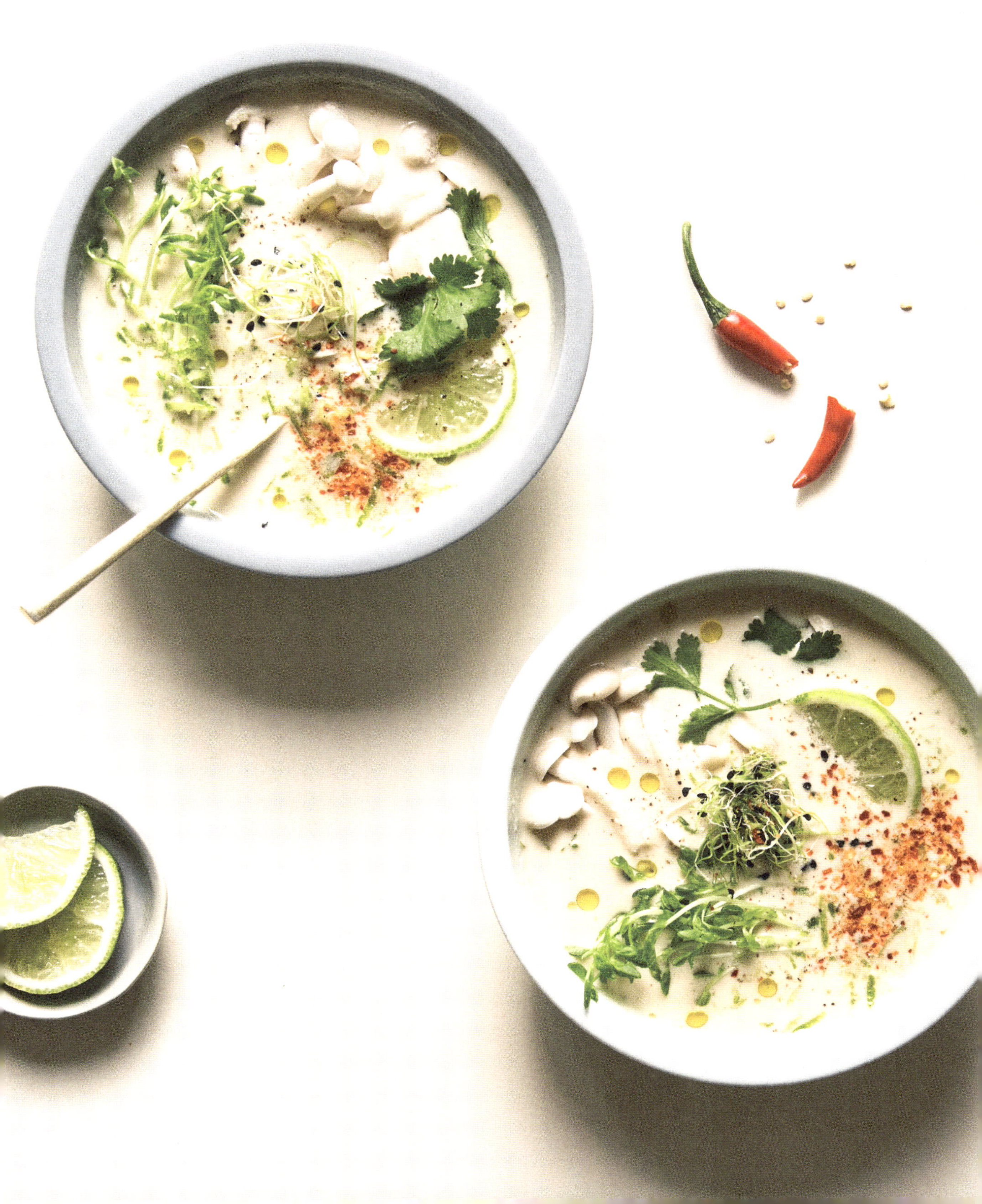

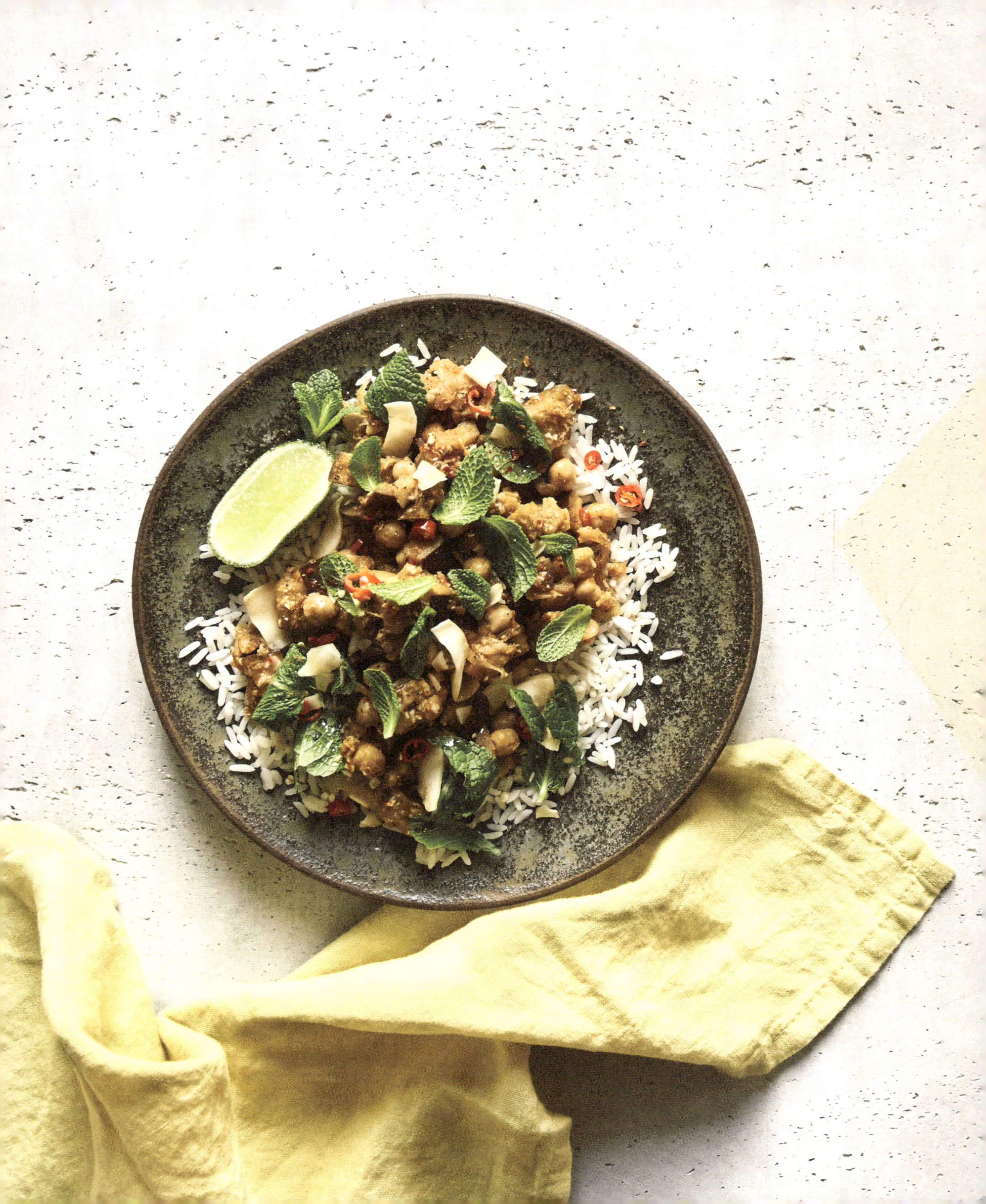

Easy curry
AUX AUBERGINES ET POIS CHICHES

Avec toutes ses épices, un curry peut parfois être un peu intimidant à réaliser… Pourtant, la technique est très facile ! Il suffit de toaster des épices entières, puis de réaliser une compotée de tomates, d'oignons et d'ail. Ce curry végétarien est très sain, et aussi très digeste grâce au curcuma. Et une digestion réussie, c'est plus d'énergie pour le reste de l'organisme !

POUR 4 À 6 PERSONNES - PRÉPARATION : 20 À 25 MIN - CUISSON : 20 À 25 MIN

2 petites aubergines • 2 grosses tomates • 1 boîte de pois chiches • 1 cuil. à café de graines de cumin • 1 cuil. à café de graines de fenouil • 3 gousses d'ail • 1 cuil. à soupe de gingembre frais haché • 1 oignon • 1 cuil. à café de curcuma en poudre • 1 pincée de piment d'Espelette • 1 piment oiseau • 1 échalote • le jus d'1/2 citron vert • 1 cuil. à café de miel • 2 cuil. à soupe de copeaux de noix de coco • 2 cuil. à soupe d'huile de coco • quelques feuilles de menthe • sel, poivre

Préparation

Faites fondre l'huile de coco dans une grande poêle ou dans une cocotte. Faites dorer les graines de cumin et de fenouil dans une poêle chaude pendant 30 secondes, puis ajoutez l'ail haché et le gingembre.

Remuez constamment avec une cuillère en bois pendant 1 minute, puis ajoutez l'oignon haché et une pincée généreuse de sel. Faites cuire, en mélangeant fréquemment, jusqu'à ce que l'oignon soit tendre, environ 5 minutes. Incorporez le curcuma et le piment d'Espelette. Râpez les tomates et réservez leur jus dans un petit bol. Ajoutez-les ensuite au mélange, tout en remuant bien. Intégrez les aubergines coupées en dés, les pois chiches rincés et égouttés, 60 ml d'eau et une pincée de sel, mélangez et réduisez le feu. Couvrez et laissez mijoter jusqu'à ce que l'aubergine soit tendre, environ 15 minutes.

Retirez du feu et ajoutez le piment oiseau haché, l'échalote finement ciselée, le jus de citron vert et le miel, mélangez. Parsemez de noix de coco et de menthe, salez. Poivrez, puis rajoutez un peu de jus de citron vert si nécessaire.

Conseil

Ce curry est délicieux servi sur du riz basmati et/ou accompagné d'un naan et de yaourt nature.

Pavlova rose
AUX FRUITS ROUGES ET AU SUMAC

POUR 6 PERSONNES
PRÉPARATION : 10 MIN

Un dessert merveilleux et tout simple à réaliser ! Une base de meringue, des fruits rouges, quelques pétales de rose… et le goût citronné mais délicat du sumac qui vous surprendra, puis vous séduira. Les fruits rouges permettent de renforcer les défenses immunitaires tandis que l'huile essentielle de rose, qui favorise l'hydratation de la peau en profondeur, est idéale pour prendre soin des peaux délicates.

INGRÉDIENTS

1 goutte d'huile essentielle à la rose (ou 120 ml d'eau de rose)

100 g de crème fraîche semi-épaisse légère (18 % MG)

100 g de mascarpone

2 cuil. à soupe de sucre glace

3 meringues

170 g de fraises

sorbet à la framboise

1 petite grenade

poudre de sumac

quelques pétales de rose séchés

Préparation

Montez la crème fraîche (bien froide), le mascarpone (bien froid également), le sucre glace et l'huile essentielle de rose à l'aide d'un fouet ou d'un robot pâtissier dans un saladier bien froid.

Disposez la préparation dans un plat, arrangez les meringues cassées en morceaux par-dessus, puis les fraises coupées en deux et quelques petites boules de sorbet. Garnissez de graines de grenade, de sumac et de petits morceaux de pétales de rose séchés.

Conseil

Le sumac provient de petites baies, c'est une épice fruitée qui tient une place importante dans la cuisine du Moyen-Orient. Il parfume absolument tout : viandes, poissons, salades, pains et légumes et entre dans la composition du zaatar libanais. Vous le trouverez en épicerie orientale.

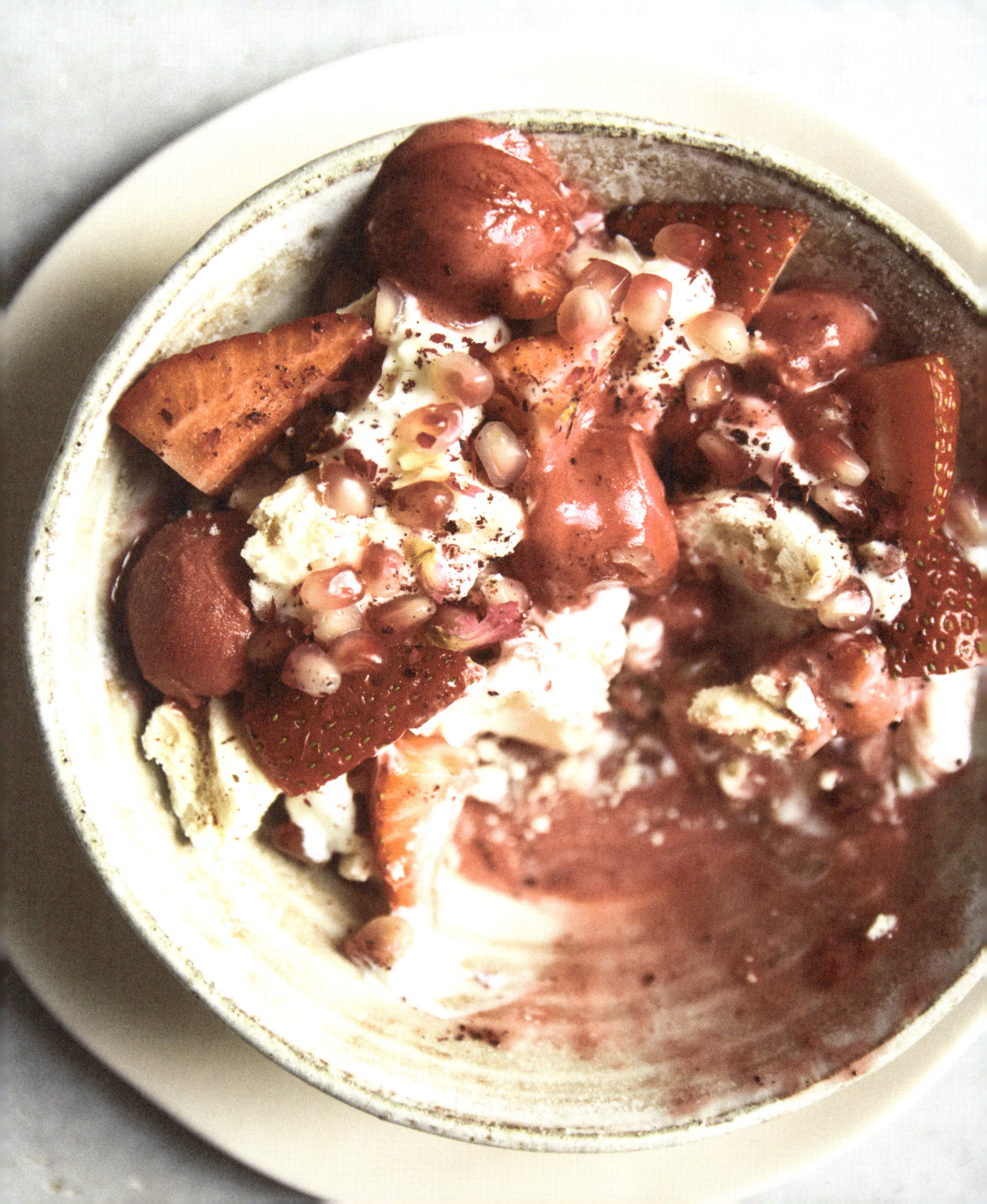

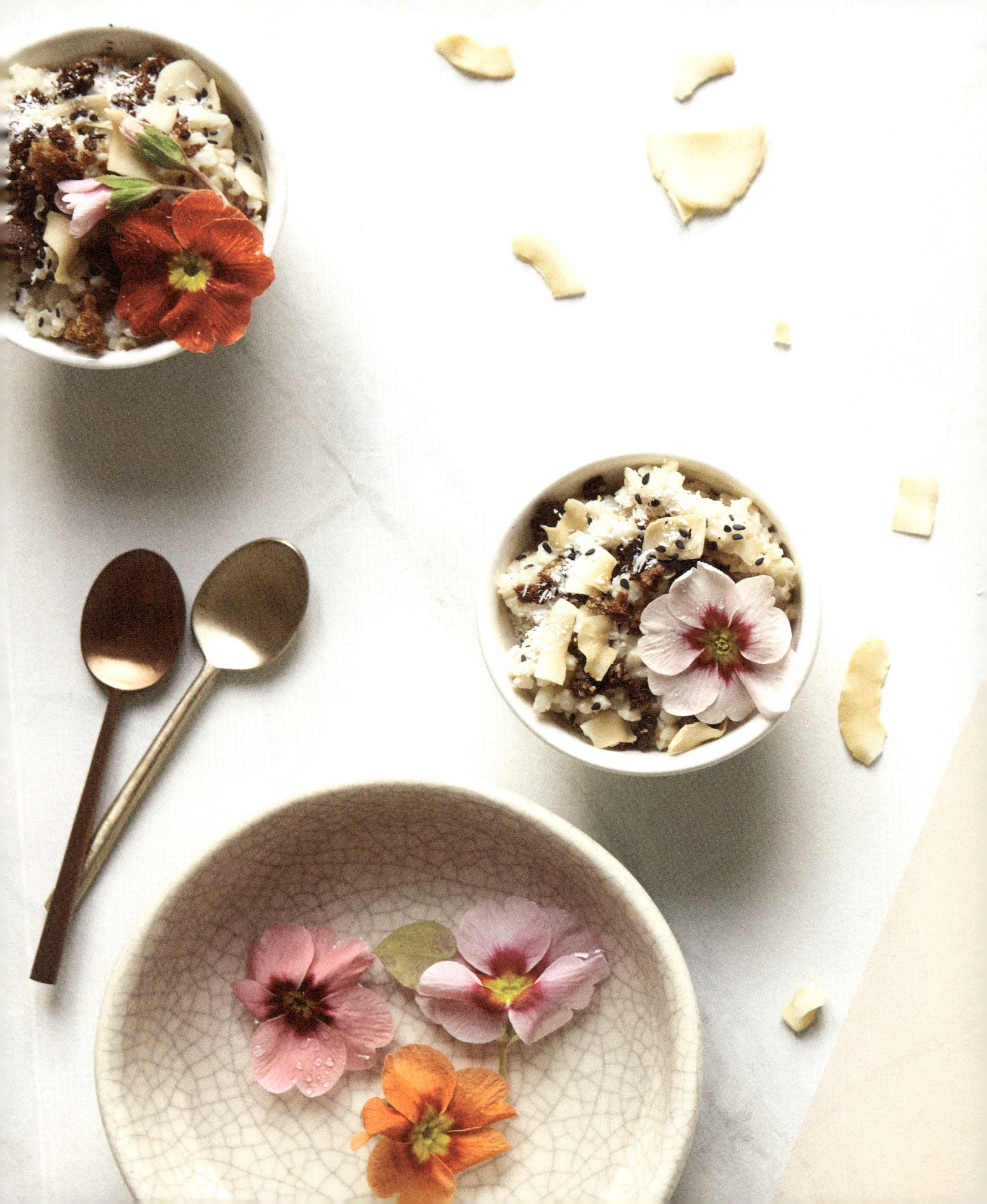

Rice pudding
PEAU DOUCE

Un doux pudding totalement « coco » que vous réussirez à coup sûr pour finir votre repas ou commencer votre journée tout en douceur… La noix de coco contient d'ailleurs du sélénium qui assouplit la peau. L'alliance subtile du lait de coco, du lait d'amande et des épices (vanille, cardamome) charmera vos papilles dès la première cuillerée !

POUR 4 À 6 PERSONNES - PRÉPARATION : 15 MIN - CUISSON : 1 H 10

300 g de riz complet • 900 ml de lait d'amande • 400 ml de lait de coco • 80 g de sucre de coco • 1 pincée de sel • 1 gousse de vanille • 6 petites graines de cardamome (à l'intérieur de la capsule verte)
POUR LES CROÛTONS : 1/4 de baguette (100 g) • 1,5 cuil. à soupe d'huile de coco (fondue) • 1,5 cuil. à soupe de sucre de coco **POUR LA DÉCORATION :** copeaux de noix de coco grillés • graines de sésame noir • fleurs comestibles (primevères, pensées ou capucines)

Préparation

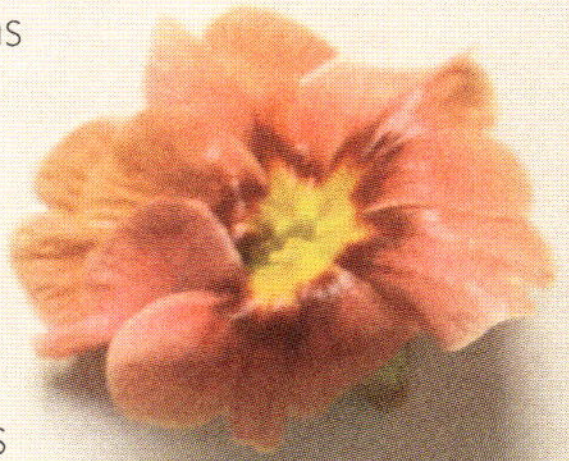

Préchauffez le four à 180 °C (th. 6). Détaillez la baguette en dés, déposez-les dans un petit bol avec le sucre et l'huile de coco fondue. Mélangez avec vos mains pour bien imprégner les croûtons. Étalez-les sur une plaque de cuisson et enfournez pour une dizaine de minutes, jusqu'à ce qu'ils dorent, en remuant de temps en temps.

Dans une grande casserole, versez 480 ml d'eau, le lait d'amande, le lait de coco, le sucre, le sel. Fendez la gousse de vanille en deux dans la longueur et grattez l'intérieur avec la pointe d'un couteau. Ajoutez les graines de vanille dans la casserole. Écrasez les graines de cardamome (à l'aide d'un mortier ou avec le dos d'un couteau) et ajoutez-les également. Portez à ébullition, mélangez pour dissoudre le sucre, puis versez le riz. Faites cuire à feu doux en remuant de temps en temps jusqu'à ce que le riz soit tendre et que le liquide ait réduit de moitié, environ 1 heure. Lorsque le riz est prêt, transférez-le dans un saladier, filmez au contact et réfrigérez au moins 30 minutes (facultatif, le riz est également délicieux dégusté tiède).

Servez chaque portion avec un trait de lait d'amande si vous souhaitez une texture plus onctueuse, quelques croûtons, des copeaux de noix de coco, des graines de sésame et décorez avec des fleurs comestibles.

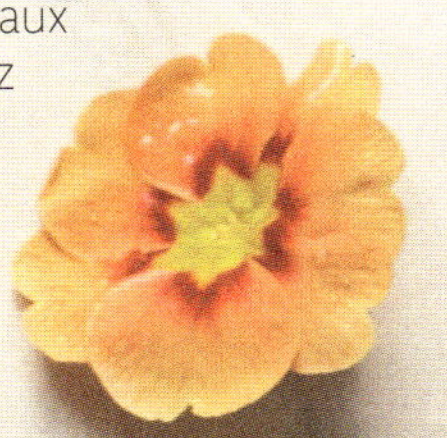

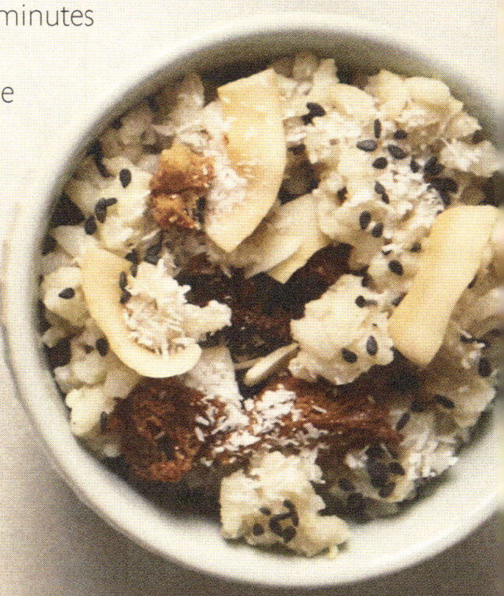

Conseil

Les fleurs comestibles sont facultatives pour cette recette, elles font surtout un bel effet dans l'assiette lorsque vous recevez.

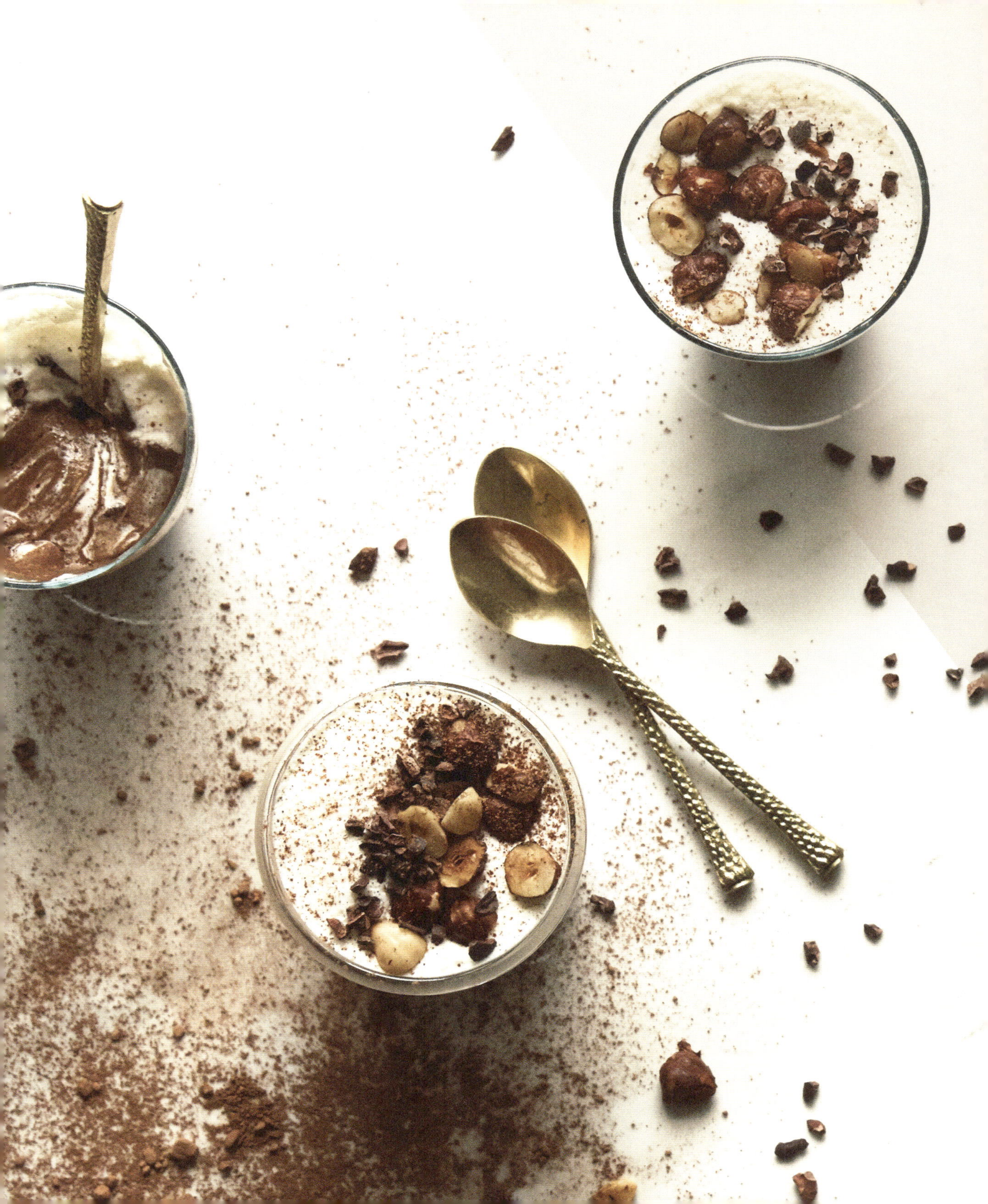

Crème choco-avocat

SUPER HYDRATANTE

Un dessert des plus surprenants ! Et pour cause, il est à base d'avocat ! 100 % vegan et peu sucrée, cette recette est un concentré d'acides gras insaturés, qui diminuent le taux de mauvais cholestérol dans le sang. L'avocat est aussi un moyen simple (et si bon !) de nourrir en profondeur sa peau et ses cheveux. Pourquoi s'en priver ?

POUR 4 PERSONNES - PRÉPARATION : 15 MIN - RÉFRIGÉRATION : 2 H OU 1 NUIT

2 petits avocats • 1 gousse de vanille • 50 g de cacao en poudre • 110 ml de sirop d'érable • le jus d'1 orange • 1 pincée de sel • 170 ml de crème de coco • 2 cuil. à soupe de sucre glace • 1 cuil. à café d'extrait de vanille

POUR LE TOPPING : 2 cuil. à soupe de noisettes • 2 cuil. à soupe de grué de cacao cru

Préparation

Prélevez la chair des avocats et déposez-la dans un blender, grattez la gousse de vanille fendue dans la longueur avec la pointe d'un couteau et ajoutez les graines dans le blender. Versez le cacao, le sirop d'érable, le jus d'orange, salez, puis mixez jusqu'à l'obtention d'un mélange onctueux. Versez progressivement 130 ml d'eau chaude.

Répartissez la crème dans quatre ramequins en laissant un peu de place pour la crème de coco, puis laissez reposer au réfrigérateur au moins 2 heures.

Torréfiez rapidement les noisettes dans une poêle à sec. Juste avant de servir, montez la crème de coco froide au fouet avec le sucre glace et l'extrait de vanille en fouettant progressivement, puis de plus en plus vite jusqu'à ce qu'elle forme un bec. Versez délicatement un peu de crème dans chaque ramequin. Couvrez de noisettes grossièrement hachées et de grué de cacao.

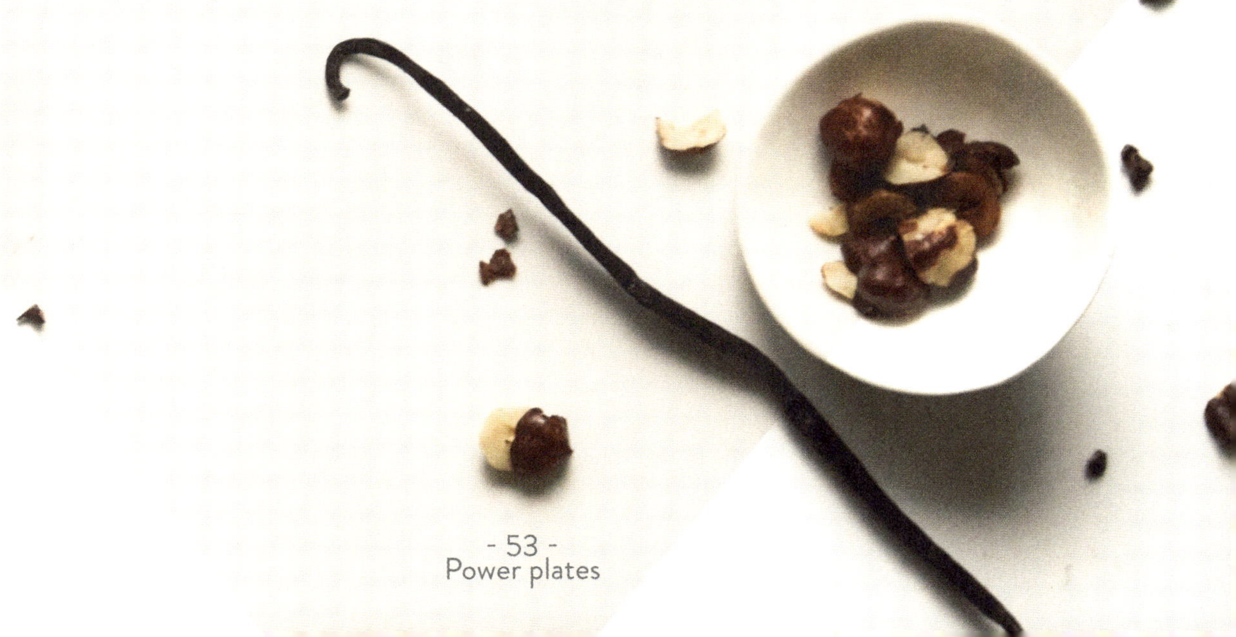

Healthy drinks

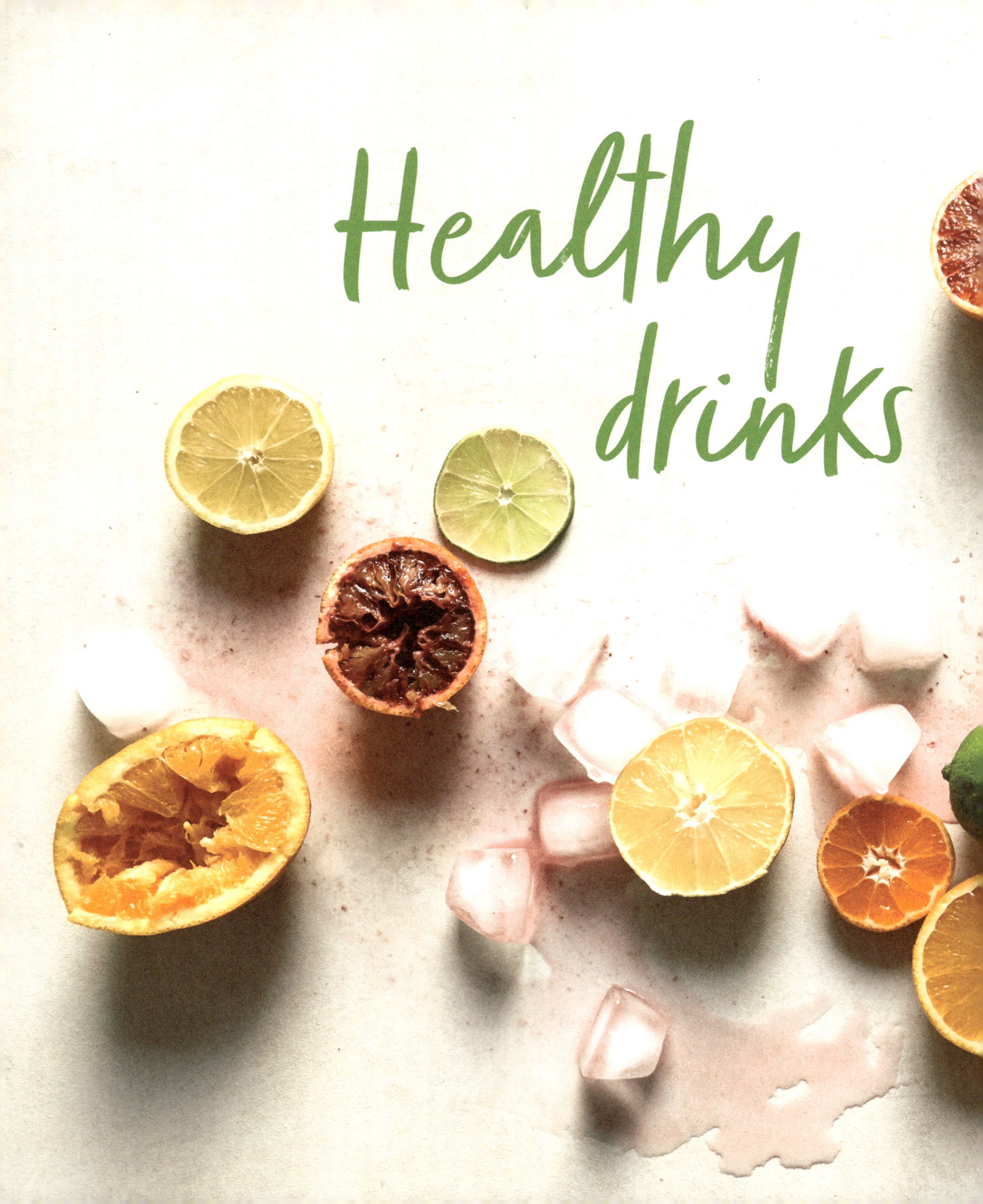

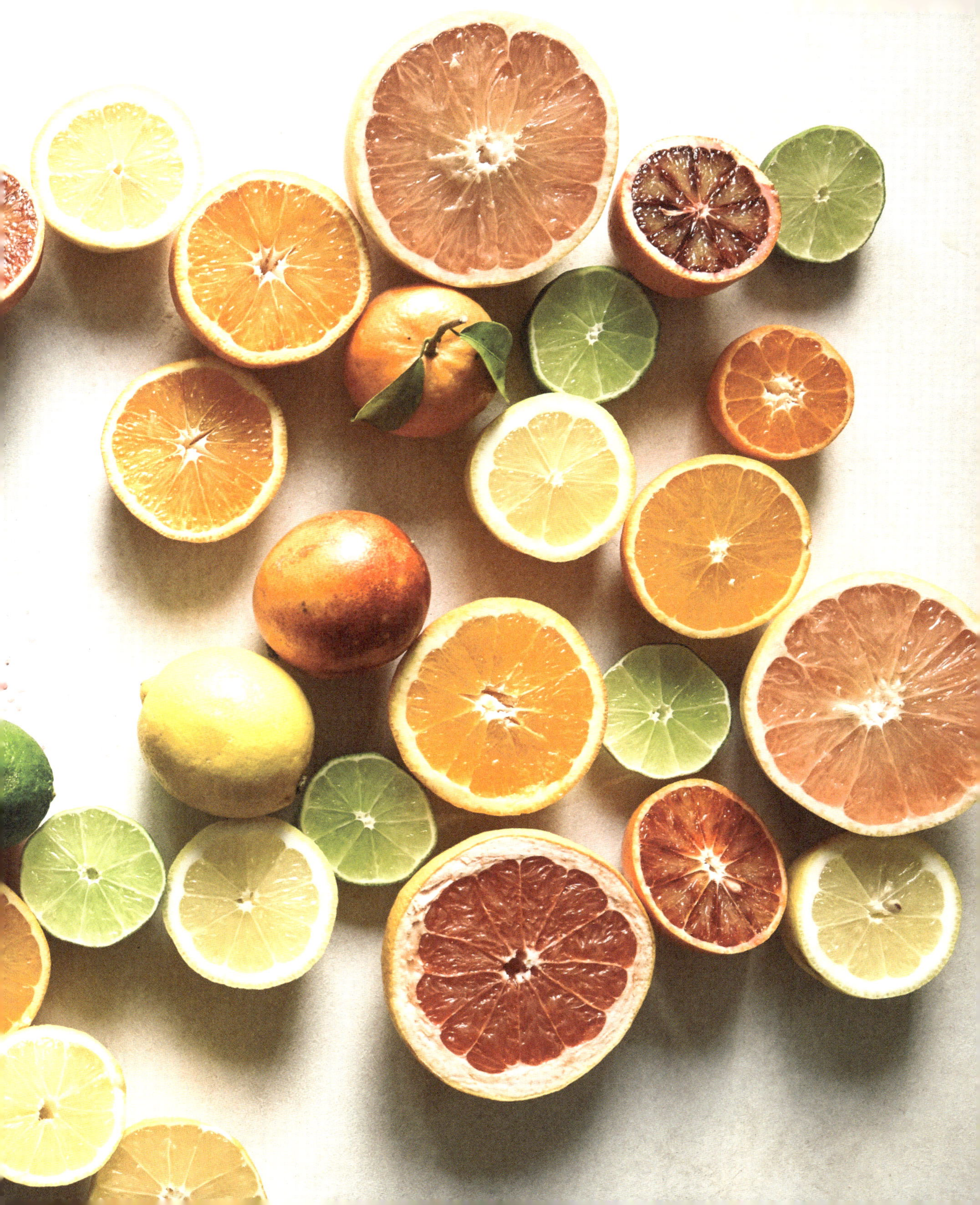

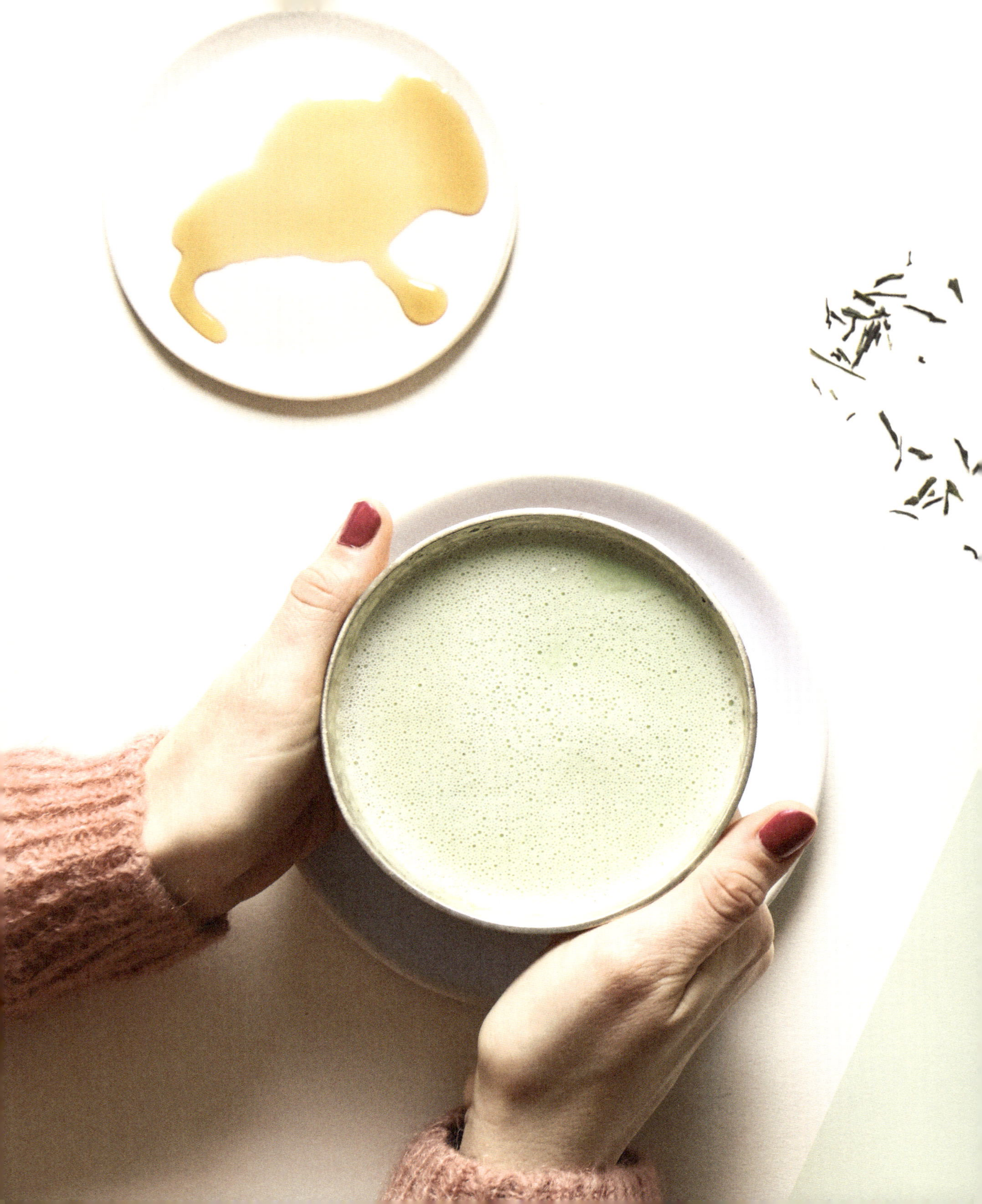

Matcha almond latte

Variez votre rituel du café ou thé matinal avec cette recette ultra rapide à réaliser ! Le lait d'amande contient des vitamines E qui maintiennent la peau souple et lisse, en retardant son vieillissement. Le thé matcha limite aussi l'apparition des rides, et apporte au latte une délicate note d'amertume.

POUR 1 PERSONNE - PRÉPARATION : 10 MIN

200 ml de lait d'amande non sucré (ou lait de soja, de riz, de vache) • 1 cuil. à café de poudre matcha • 1 cuil. à café de sirop d'agave ou d'érable **MATÉRIEL :** 1 petite casserole • 1 cuillère à café • 1 mini-fouet • 1 tasse

Préparation

Dans une petite casserole, portez le lait à ébullition à feu doux avec le sirop d'agave ou d'érable. Placez la poudre matcha dans une tasse. Fouettez délicatement, tout en versant 60 ml d'eau bouillante. Faites mousser le lait (si vous n'avez pas de mousseur électrique, versez le lait chaud dans un bocal et secouez). Versez-le dans la tasse puis dégustez.

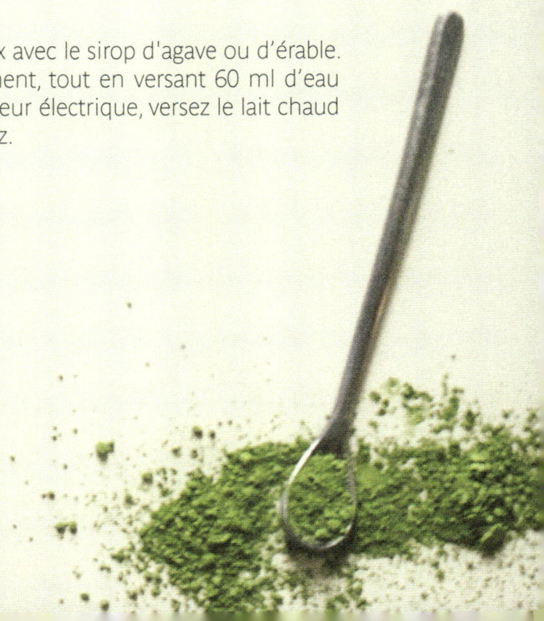

Curcuma

Golden iced cold brew

POUR 2 PERSONNES
PRÉPARATION : 10 MIN

Si vous vous lassez un peu du traditionnel café glacé, essayez cette version délicieusement healthy ! Le curcuma a une action anti-inflammatoire, stimulante, et il donne même bonne mine ! Petite astuce : le poivre noir permet d'améliorer l'absorption du curcuma. La boisson idéale pour se sentir revigoré en cas de forte chaleur…

INGRÉDIENTS

2 cuil. à café de curcuma en poudre (ou 2 à 3 cm de racine de curcuma)

200 ml de lait d'amande

2 cuil. à café de graines de chia (+ pour servir)

2 cuil. à café de sirop d'érable

1 pincée de cannelle en poudre (+ pour servir)

1/2 cuil. à café d'extrait de vanille

1/2 cuil. à café de cardamome moulue (facultatif)

poivre noir du moulin

glaçons

120 ml de café froid

MATÉRIEL

1 blender

2 verres

1 petite cuillère

Préparation

Dans le bol d'un blender, mélangez le lait d'amande, les graines de chia, le sirop d'érable, le curcuma, la cannelle, la vanille, la cardamome et deux tours de poivre noir fraîchement moulu jusqu'à obtenir un mélange homogène.

Remplissez chaque verre avec quelques glaçons et versez le café, puis le lait au curcuma. Remuez à l'aide d'une petite cuillère, décorez de quelques graines de chia et de cannelle en poudre et servez.

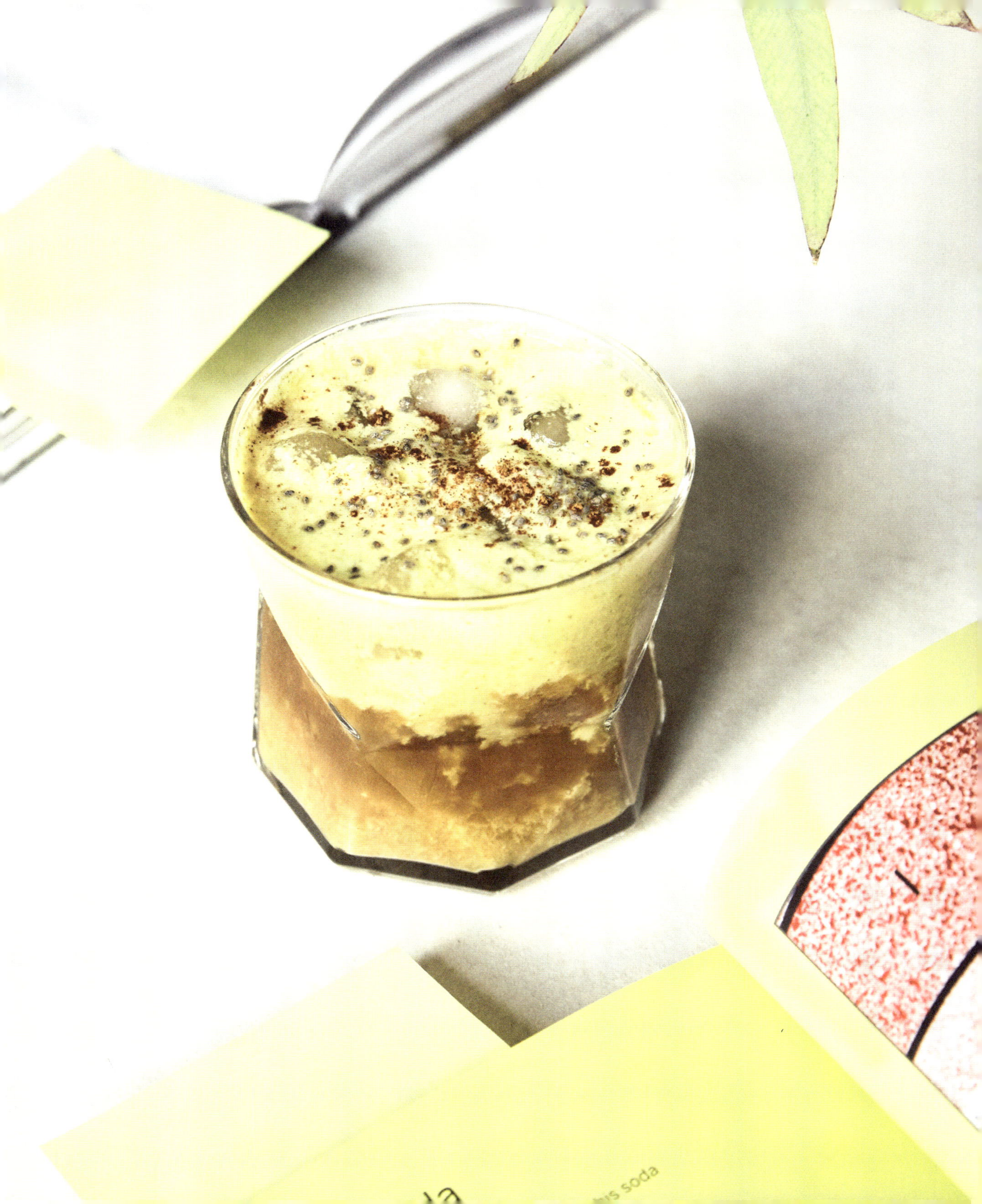

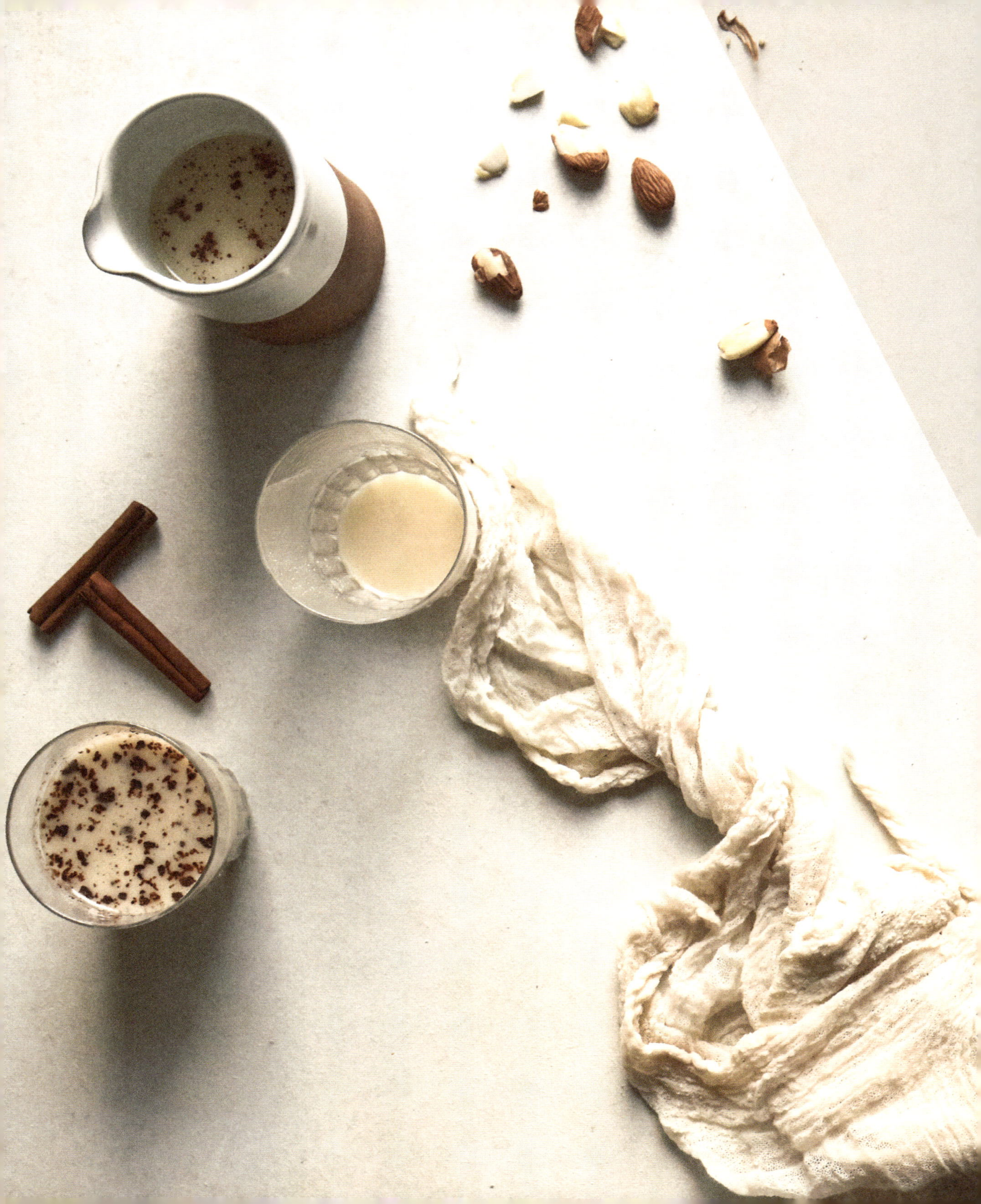

Lait d'amande apaisant
À LA FLEUR D'ORANGER

Une délicieuse boisson aux subtiles saveurs de fleur d'oranger et de cannelle…
La fleur d'oranger est réputée pour son pouvoir apaisant. Petit plus beauté avec la vitamine E contenue dans les amandes, qui nourrira votre peau, et la cannelle qui la protégera des agressions.

POUR 4 À 6 PERSONNES - PRÉPARATION : 15 MIN - CUISSON : 5 MIN - REPOS : 15 MIN

210 g d'amandes • 30 g de sucre brun ou de coco • 1 cuil. à café d'eau de fleur d'oranger • cannelle en poudre

MATÉRIEL : 1 blender • 1 casserole • 1 étamine • 4 à 6 verres • 1 cuillère à soupe

Préparation

Blanchissez les amandes : dans une casserole, couvrez-les d'eau froide. Portez à ébullition puis retirez du feu et égouttez. Passez-les sous l'eau froide puis pressez chacune des amandes entre le pouce et l'index pour faire glisser la peau. (Cette étape est facultative, vous pouvez également acheter des amandes émondées).

Utilisez un blender pour broyer les amandes blanchies et le sucre jusqu'à ce qu'une pâte lisse et solide se forme.

Dans une casserole, faites bouillir 650 ml d'eau, ajoutez la pâte d'amandes et mélangez. Laissez mijoter à feu doux pendant 5 minutes, puis intégrez l'eau de fleur d'oranger.

Retirez du feu et laissez refroidir le mélange, une quinzaine de minutes. Filtrez au travers d'une étamine et servez. Saupoudrez de cannelle.

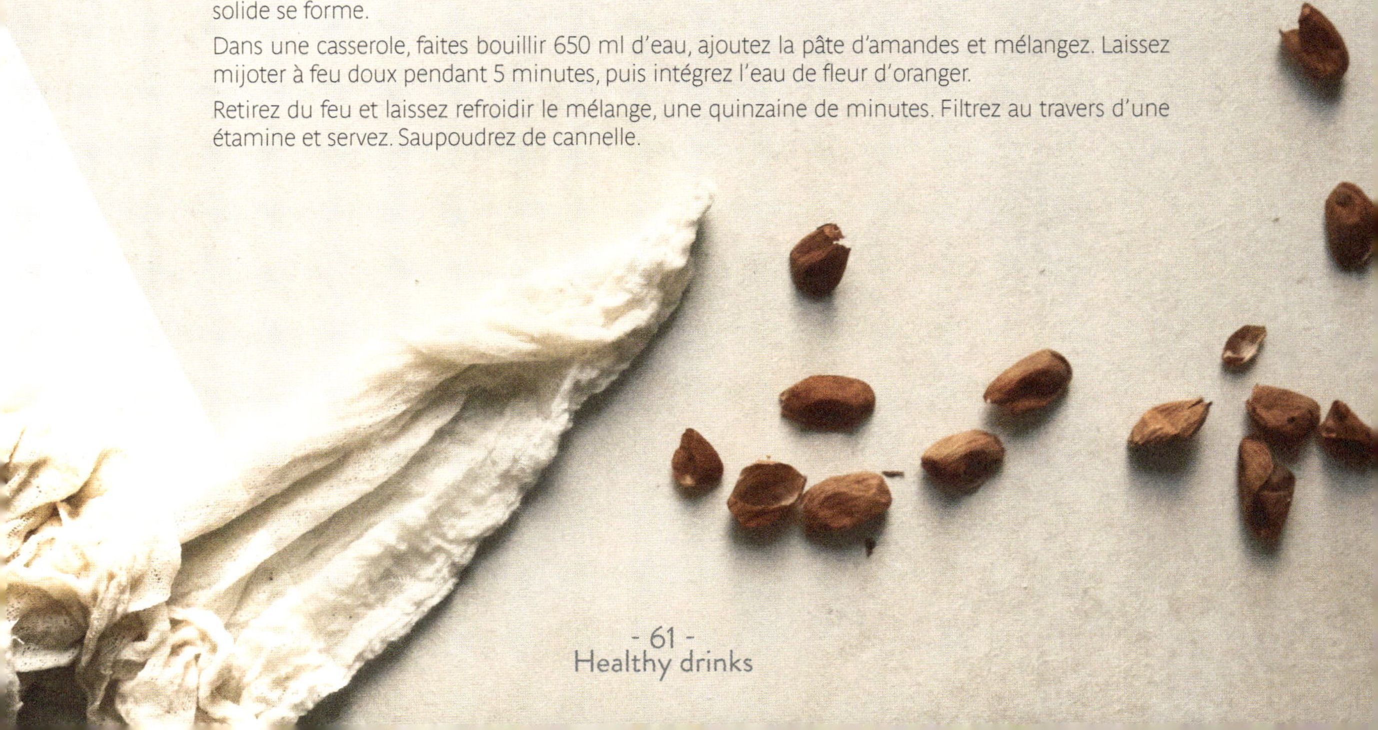

Avocado shake
À LA CARDAMOME

POUR 2 PERSONNES
PRÉPARATION : 10 MIN

Ce smoothie ultra énergétique et nourrissant peut faire office de dessert. D'inspiration vietnamienne, ses arômes riches de cardamome et d'avocat en font une recette très originale qui est devenue l'une de mes favorites…

INGRÉDIENTS

1 avocat mûr

1/2 cuil. à café de graines de cardamome

150 ml de lait concentré sucré

2 poignées de glaçons

1 cuil. à soupe d'huile d'olive (facultatif)

2 pincées de fleur de sel (facultatif)

MATÉRIEL

1 mortier avec pilon

1 blender

1 cuillère à café

1 couteau

1 cuillère à soupe

2 verres

Préparation

Réduisez les graines de cardamome en poudre dans un mortier. Dans le bol d'un blender, mettez la chair de l'avocat, le lait concentré, les glaçons, 175 ml d'eau et la cardamome. Mixez jusqu'à l'obtention d'un liquide homogène, puis répartissez dans deux verres.

Si vous le souhaitez, arrosez d'1 demi-cuillerée à soupe d'huile d'olive et ajoutez une pincée de fleur de sel.

Conseil

Vous pouvez remplacer le lait concentré par la même quantité de yaourt de brebis avec 2 à 3 cuil. à soupe de sucre complet.

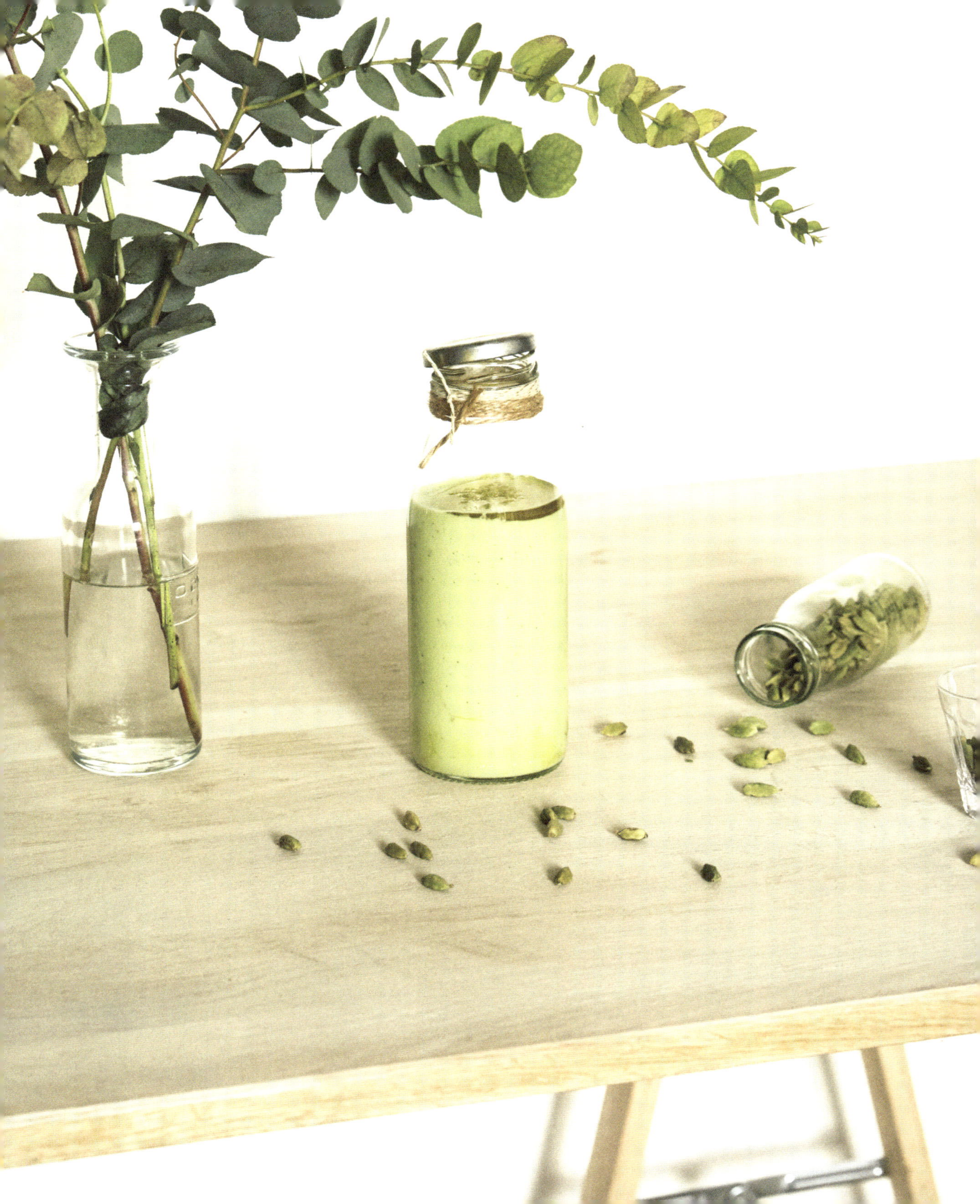

Curcuma tonic

MIEL, CITRON & GINGEMBRE

POUR 2 PERSONNES
PRÉPARATION : 15 MIN

INGRÉDIENTS

20 g de miel

le jus de 2 citrons

1 morceau de racine de gingembre de 5 cm

1 morceau de racine de curcuma de 5 cm

4 glaçons

poivre noir du moulin

MATÉRIEL

1 petite casserole

1 cuillère en bois

1 presse-agrumes

1 bocal en verre avec son couvercle

1 centrifugeuse

1 couteau

2 verres

Cette boisson a de nombreuses propriétés anti-inflammatoires naturelles et vous aidera à rester en forme toute l'année. J'aime beaucoup utiliser du miel à la fleur d'oranger pour la réalisation du sirop, je trouve que son arôme subtil et fruité se marie parfaitement avec les saveurs des épices.

Préparation

Préparez le sirop au miel : dans une petite casserole, faites chauffer à feu doux le miel et 20 ml d'eau. Remuez pour dissoudre le miel, puis retirez du feu et laissez refroidir.

Versez le miel dans un bocal, ajoutez le jus de citron et 170 ml d'eau froide. Passez le gingembre et le curcuma à la centrifugeuse. Ajoutez dans le bocal, refermez et mélangez bien en secouant.

Servez la boisson avec 2 glaçons dans chaque verre. Finissez avec un tour de moulin à poivre.

Conseil

C'est la réalisation du jus d'épices qui rend cette recette si spéciale, mais si vous n'avez pas de centrifugeuse, vous pouvez toujours presser le gingembre et le curcuma pelés et coupés en morceaux à l'aide d'un presse-ail.

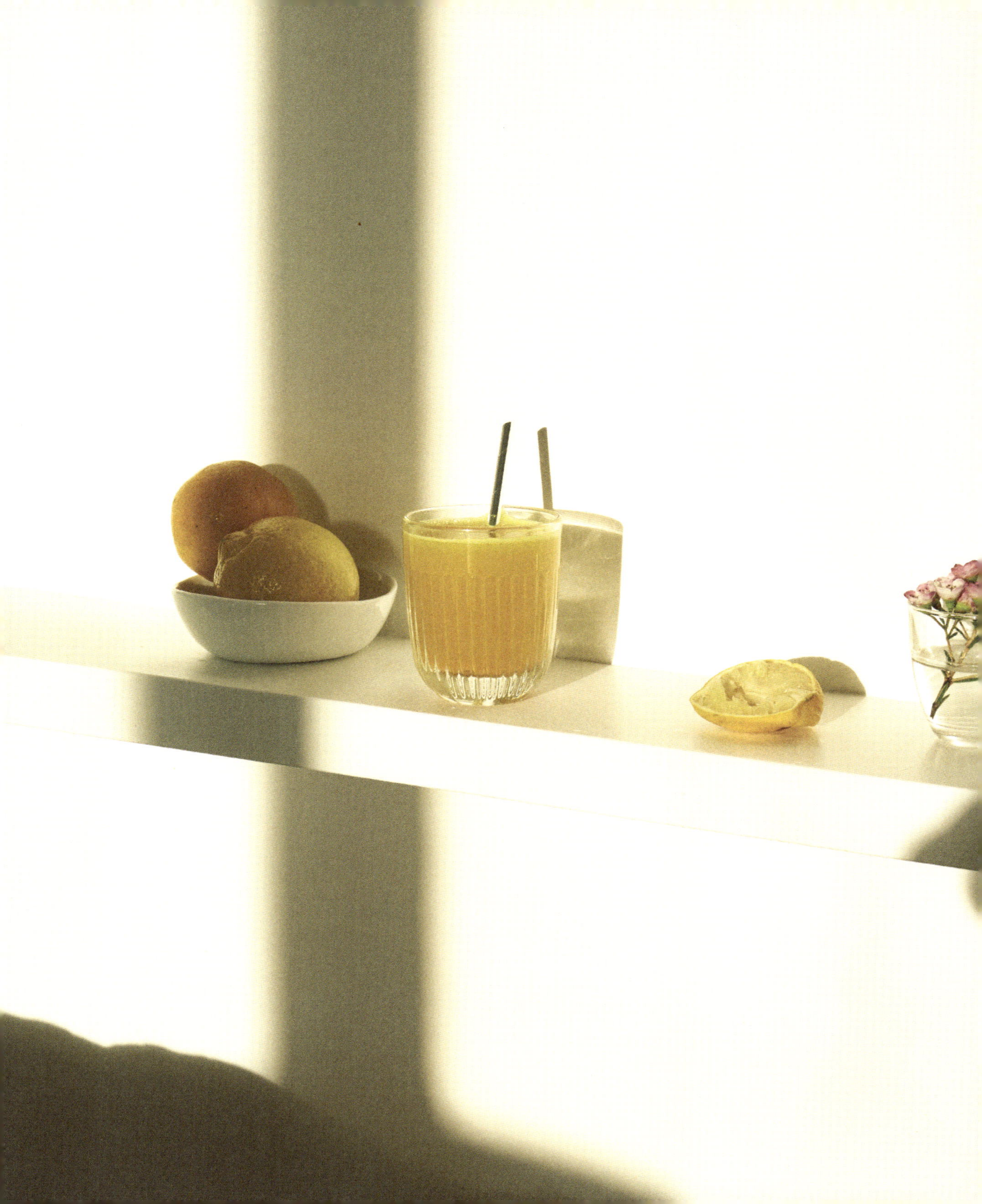

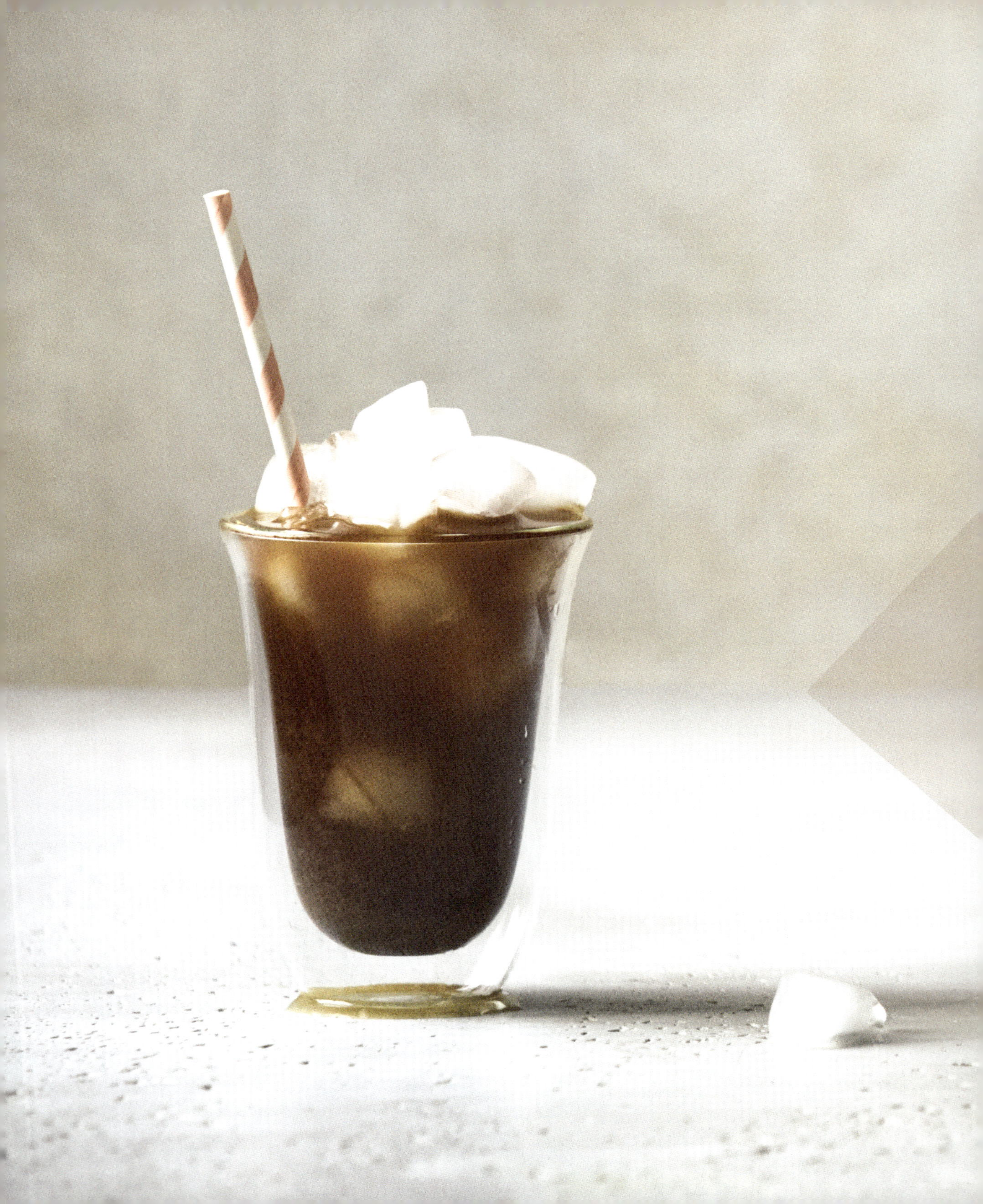

Café glacé
À L'EAU DE COCO

Une boisson facile à réaliser et surtout naturellement sucrée. S'il est connu que le café aide à la concentration, on sait un peu moins que l'eau de coco est très concentrée en minéraux antistress (magnésium et potassium). Un duo efficace pour vos journées actives !

POUR 1 PERSONNE - PRÉPARATION : 5 MIN

200 ml d'eau de coco • 100 ml de café • glaçons

MATÉRIEL : 1 verre • 1 cuillère à café

Préparation

Versez dans un verre rempli de glace l'eau de coco et le café, mélangez bien.
Goûtez et ajoutez un peu plus de café ou d'eau de coco si nécessaire.

Happy lassi
À LA CARDAMOME ET À L'ORANGE

POUR 2 PERSONNES
PRÉPARATION : 15 MIN

Une délicieuse boisson inspirée de la cuisine indienne, aux subtiles notes épicées. Les dattes qui sucrent naturellement le lassi sont très riches en potassium, qui permet de relâcher la pression musculaire. Les oranges sanguines régulent quant à elles la production de cortisol, l'hormone du stress. De quoi se sentir léger et voir s'envoler les soucis !

INGRÉDIENTS

3 petites oranges sanguines

1 poire mûre

2 dattes medjool

1/2 cuil. à café de cardamome moulue

1/2 cuil. à café de poudre de vanille (ou extrait)

240 ml de yaourt de brebis ou au lait de coco

120 ml de lait d'amande

1 pincée de sel

MATÉRIEL

1 blender

1 couteau

1 cuillère à café

2 verres

Préparation

Pelez la poire et les oranges sanguines, puis coupez-les en morceaux. Déposez-les dans le bol d'un blender avec les dattes dénoyautées ainsi que la cardamome, la vanille, le yaourt, le lait d'amande et la pincée de sel. Mixez. Servez et dégustez.

Conseil

Coupez la poire en petits morceaux et congelez-les pour un résultat encore plus creamy !

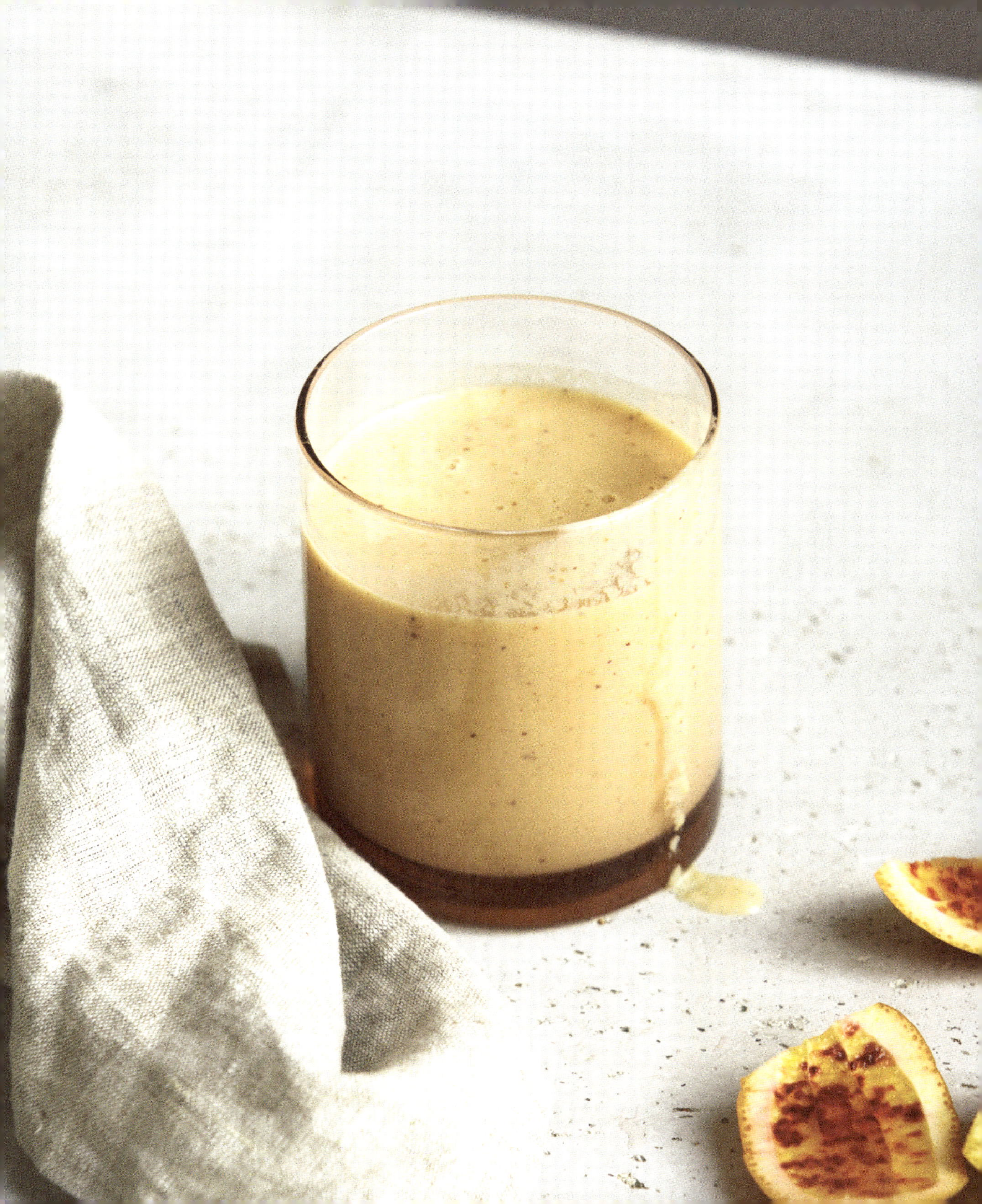

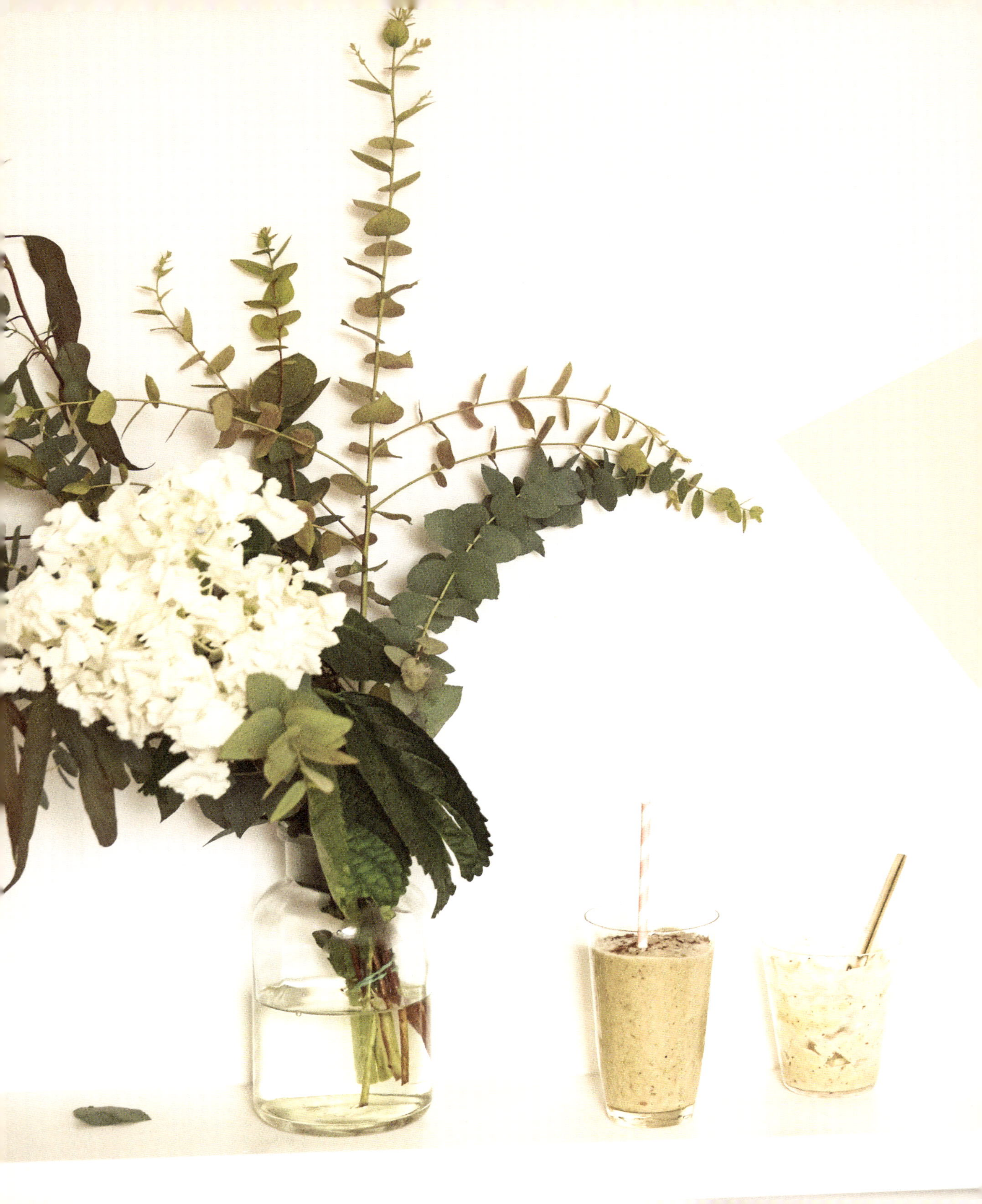

Fresh skin smoothie
AUX DATTES

Ce smoothie est un délice ! J'adore le préparer en revenant du yoga pour le petit déjeuner. Il est à la fois onctueux, naturellement sucré, croquant et parfumé. Et il bénéficie du duo gagnant avocat-amandes pour favoriser l'élasticité et l'hydratation interne de la peau.

POUR 1 PERSONNE - PRÉPARATION : 10 MIN

1/2 avocat • 240 ml de lait d'amande (ou autre lait végétal) • 1 banane congelée • 3 dattes medjool • 1 pincée de cannelle en poudre (+ pour le décor) • 10 amandes

MATÉRIEL : 1 blender • 1 couteau • 1 verre

Préparation

Mélangez tous les ingrédients sauf les amandes dans un blender et mixez jusqu'à l'obtention d'un liquide homogène. Versez un peu plus de lait si vous souhaitez une consistance plus liquide. Intégrez les amandes, puis mixez en quelques impulsions seulement afin qu'il reste des morceaux d'amandes croquants dans le smoothie.

Transférez dans un verre, puis saupoudrez d'un peu de cannelle.

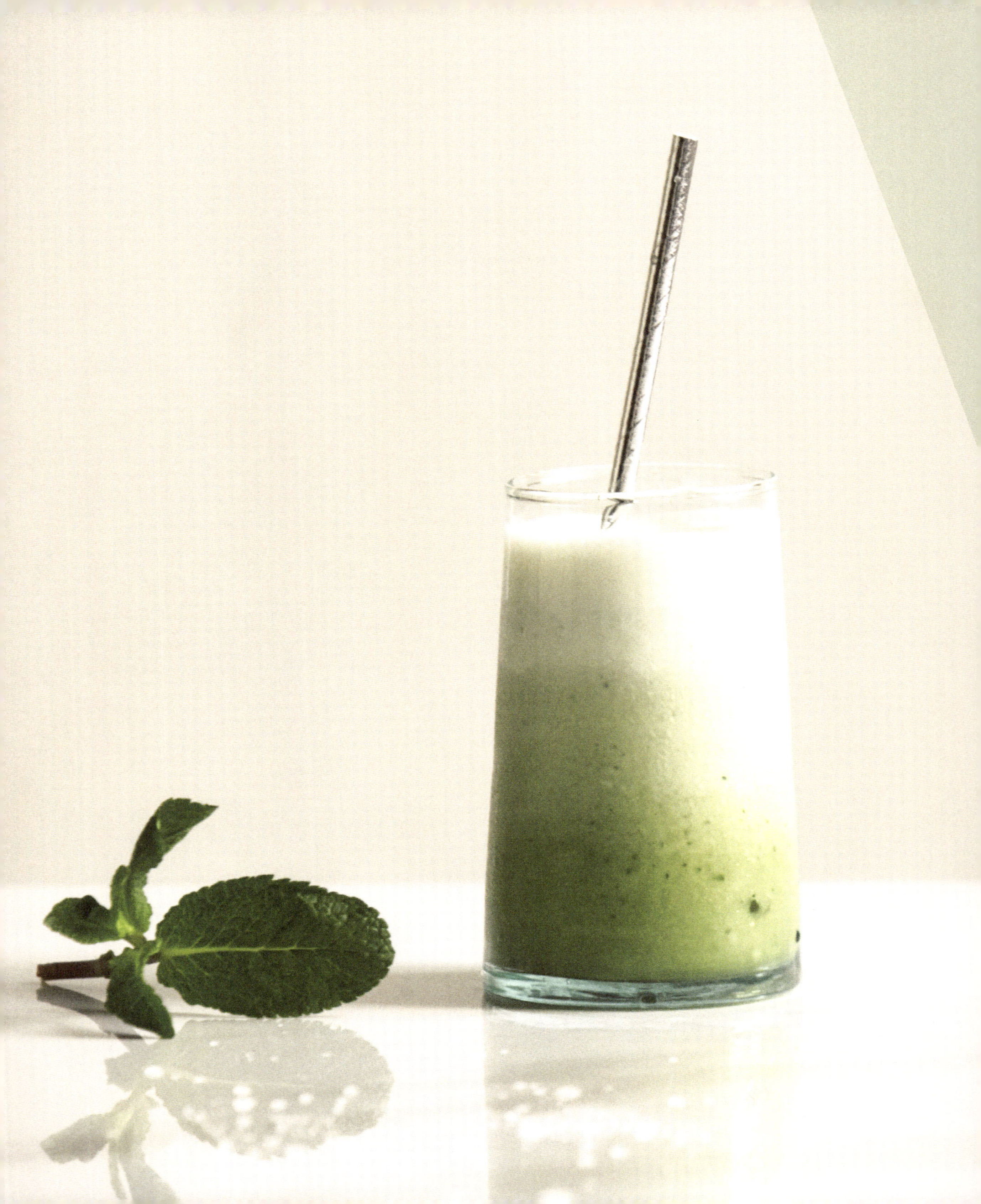

Matcha frappé
À L'ANANAS ET À LA NOIX DE COCO

Un frappé contenant un mélange revitalisant à base d'ananas, de citron vert, de noix de coco et de matcha.

POUR 1 PERSONNE - PRÉPARATION : 10 MIN

1 cuil. à café de poudre matcha • 240 g d'ananas congelé en morceaux • 120 ml d'eau ou de lait de coco • quelques feuilles de menthe • le jus d'1/2 citron vert • 1/2 cuil. à café d'extrait de vanille • 50 ml de crème (de coco ou fleurette) **MATÉRIEL :** 1 blender • 1 presse-agrumes • 1 verre • 1 cuillère à café • 1 cuillère à soupe

Préparation

Dans un blender, réunissez les morceaux d'ananas, l'eau de coco, la poudre matcha, les feuilles de menthe et le jus de citron vert. Mixez jusqu'à ce que le mélange soit homogène.

Montez la crème froide avec l'extrait de vanille en fouettant progressivement, puis de plus en plus vite jusqu'à ce qu'elle forme un bec.

Servez le smoothie dans un verre assez haut, ajoutez délicatement la crème, mélangez légèrement puis dégustez.

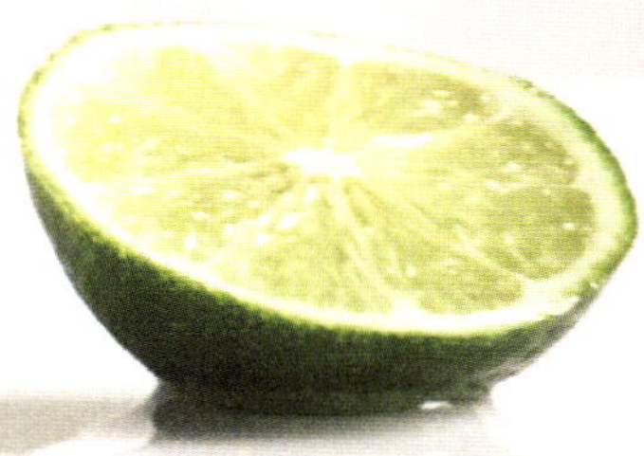

Energy latte
AU GINGEMBRE ET À LA VANILLE

POUR 2 PERSONNES
PRÉPARATION : 10 MIN

Des dattes fondantes, qui apportent fibres et énergie, du curcuma pour ses effets toniques et anti-inflammatoires, et de la vanille pour la douceur… N'hésitez pas à profiter de ce latte au cœur de l'hiver pour booster vos défenses immunitaires !

INGRÉDIENTS

240 ml de lait d'amande

2 dattes medjool

1 cuil. à café de curcuma en poudre

1 cuil. à café de cannelle en poudre

1 morceau de racine de gingembre de 2 cm

1 tronçon de gousse de vanille de 2 cm

1 cuil. à soupe d'huile de coco

poivre noir du moulin

MATÉRIEL

1 blender

1 râpe

1 petite casserole

1 petite cuillère à café

2 tasses

Préparation

Pelez et râpez le gingembre. Placez le lait d'amande, les dattes dénoyautées, le curcuma, la cannelle, le gingembre et la vanille dans le bol d'un blender. Mixez jusqu'à l'obtention d'un mélange homogène.

Transférez dans une petite casserole avec l'huile de coco, mélangez à feu moyen et retirez du feu quand le latte se met à frémir. Répartissez dans les tasses et donnez un tour de moulin à poivre au-dessus de chaque tasse avant de servir.

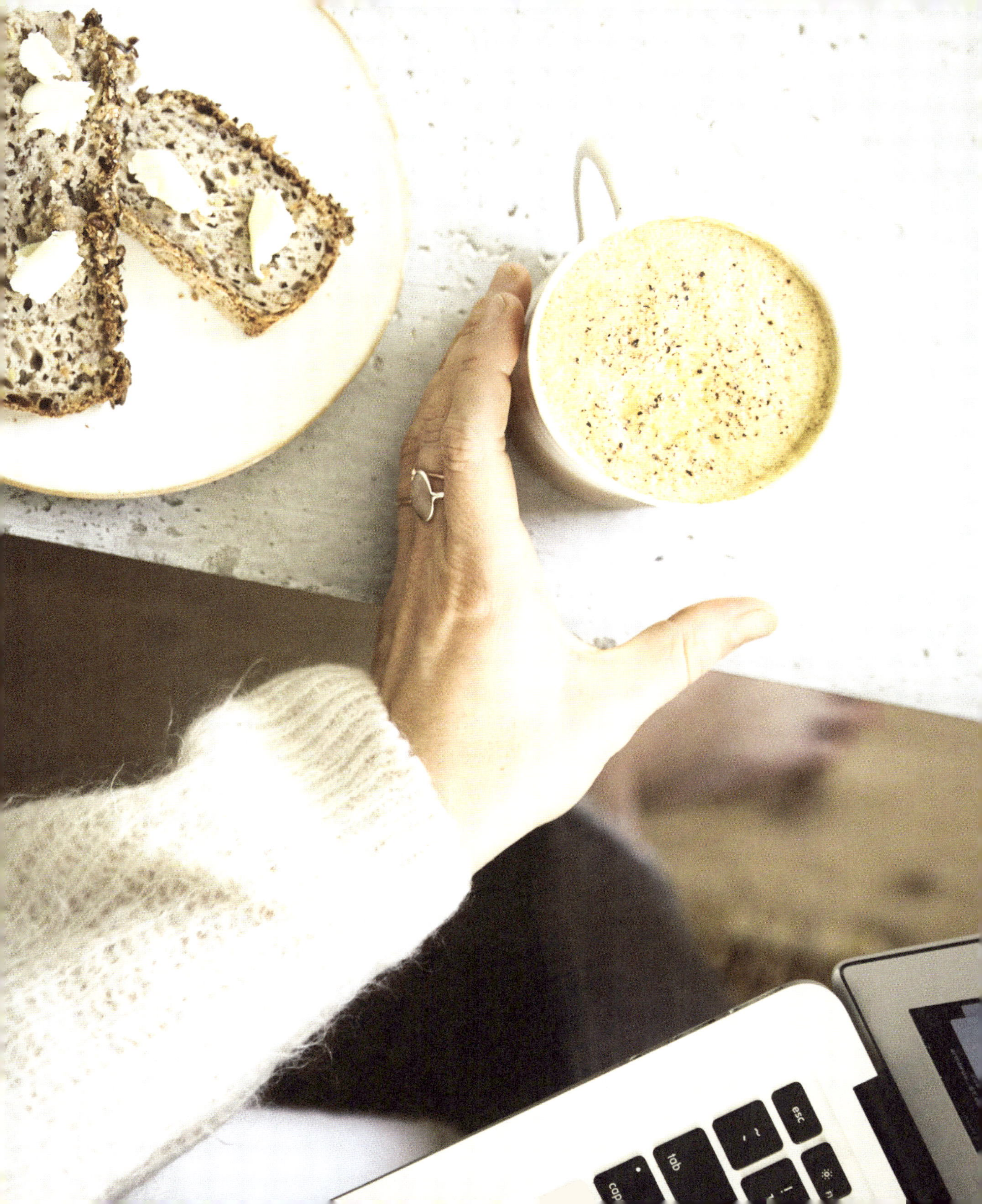
esc
tab

Rose & earl grey
TEA LATTE

POUR 2 PERSONNES
PRÉPARATION : 15 MIN
INFUSION : 10 MIN

Profitez de cette délicieuse tasse de thé réconfortante, bien chaude et très parfumée, un jour de pluie. Que toute l'ambiance chaleureuse d'une journée passée à la maison infuse dans la tasse…

INGRÉDIENTS

2 cuil. à soupe de thé earl grey

1 cuil. à soupe de pétales de rose comestibles séchés (+ pour le décor)

4 cuil. à soupe de sirop de rose

240 ml de lait ou de lait de coco

Pour le sirop de rose :

80 g de sucre

1/2 tasse de pétales de rose comestibles séchés

MATÉRIEL

1 petite casserole

1 cuillère en bois

1 tamis

2 verres

1 cuillère à soupe

1 mortier et pilon

Préparation

Préparez le sirop : versez le sucre et 60 ml d'eau dans une petite casserole et faites chauffer à feu doux. Remuez et faites cuire jusqu'à ce que le sucre soit dissous, retirez du feu et ajoutez les pétales de rose, laissez infuser pendant 5 minutes. Filtrez en pressant sur les pétales avec le dos d'une cuillère pour extraire autant de sirop que possible.

Réalisez le thé avec 240 ml d'eau bouillante, le thé earl grey et les pétales de rose, puis faites infuser pendant 5 minutes, retirez le thé et les pétales.

Mélangez le sirop de rose avec le lait, faites mousser à l'aide d'un mousseur ou remplissez la moitié d'un bocal de lait, refermez-le et secouez.

Remplissez la moitié des verres avec du thé, puis versez le lait. Décorez de quelques pétales de rose séchés ou de la poussière de rose (réduisez quelques boutons ou pétales de rose séchés en poudre dans un mortier).

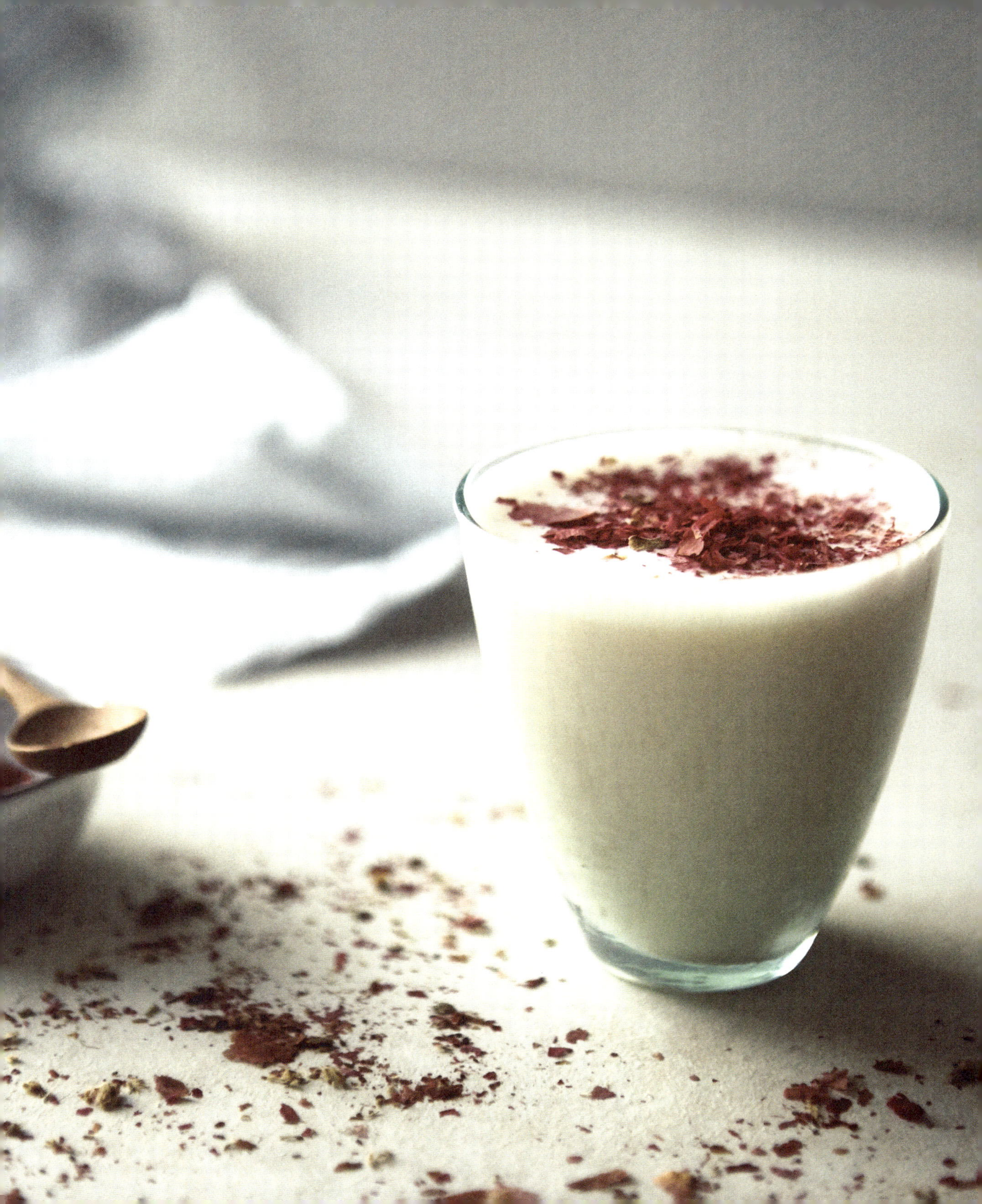

Relaxing lavender
COCONUT LATTE

POUR 1 PERSONNE
PRÉPARATION : 5 MIN
CUISSON : 5 MIN
INFUSION : 5 MIN

Un latte tout doux au délicat parfum de lavande pour passer une journée apaisée. Le lait de coco, qui contient du potassium, permet aussi de faire retomber la tension.

INGRÉDIENTS

150 ml de lait de coco

1 pincée de fleurs de lavande séchées (+ pour le décor)

2 expressos

1 cuil. à café de sucre de coco

MATÉRIEL

1 petite casserole

1 tasse

1 cuillère à café

Préparation

Mettez le lait de coco et les fleurs de lavande séchées dans une petite casserole et faites chauffer à feu très doux. Retirez du feu avant l'ébullition et laissez les fleurs de lavande infuser 5 minutes. Filtrez le lait afin de retirer les fleurs, sucrez et mélangez afin que le sucre soit complètement dissout.

Préparez vos expressos et faites mousser le lait (si vous n'avez pas de mousseur électrique, versez le lait chaud dans un bocal et secouez).

Servez les expressos dans une tasse, puis versez le lait. Décorez de quelques fleurs de lavande.

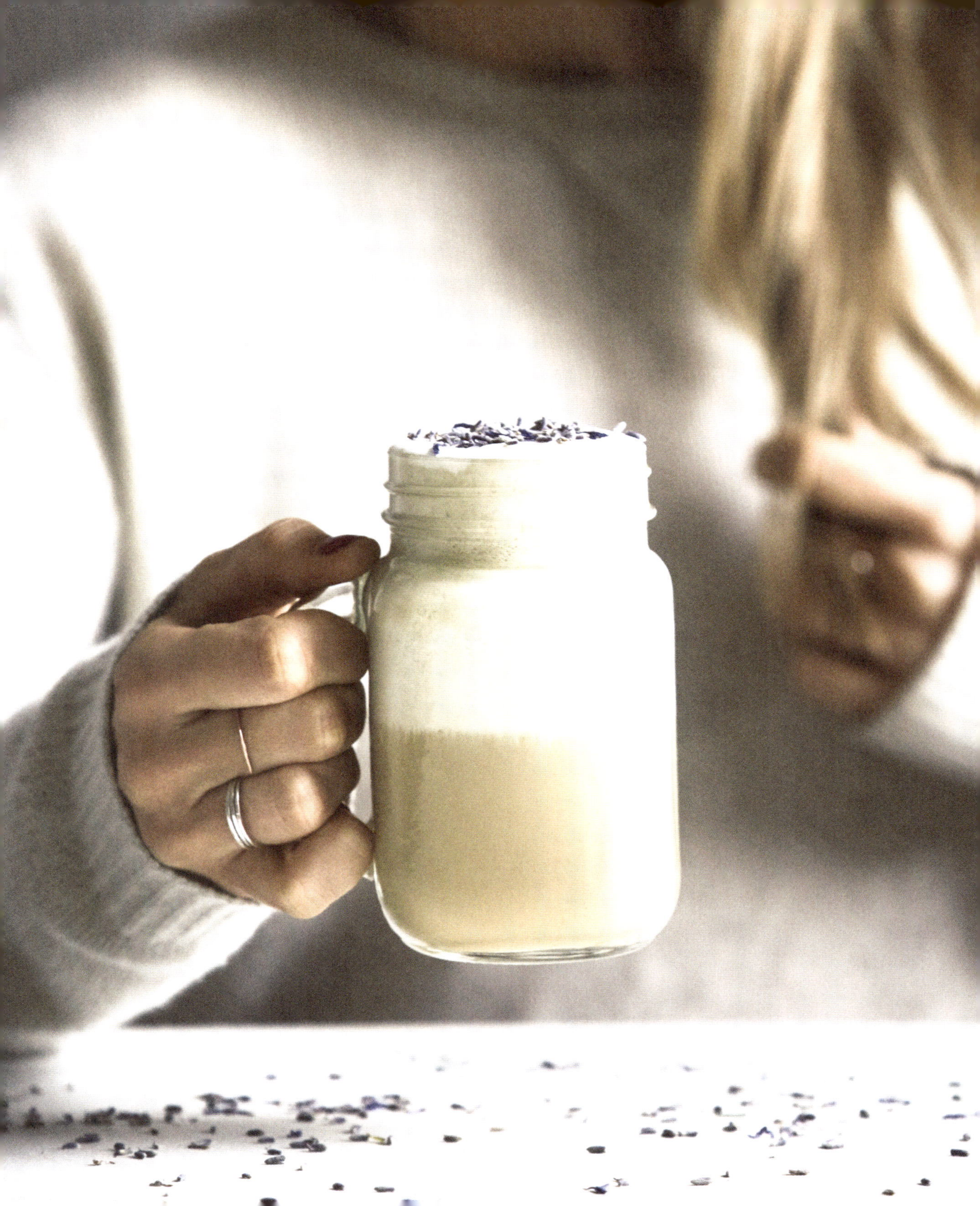

Thé glacé
À LA ROSE ET À L'HIBISCUS

POUR 6 À 8 PERSONNES
PRÉPARATION : 5 MIN
INFUSION : 15 MIN

Ce thé aux douces notes florales sera très rafraîchissant un jour de grande chaleur, et idéal pour bien hydrater la peau et éliminer les toxines. Originaire d'Afrique de l'Ouest, l'hibiscus a des vertus diurétiques et apaisantes.

INGRÉDIENTS

10 g de pétales d'hibiscus séchés

2 sachets de thé noir

2 cuil. à soupe de miel

1 goutte d'huile essentielle de rose (ou 2 cuil. à café d'eau de rose)

MATÉRIEL

1 grande théière ou 1 carafe en verre résistant à la chaleur

Préparation

Dans une grande théière, placez les fleurs d'hibiscus séchées et les sachets de thé noir, puis versez dessus 1 litre d'eau bouillante. Laissez infuser pendant 15 minutes, puis retirez les sachets de thé. Ajoutez le miel et goûtez pour ajuster la douceur.

Laissez complètement refroidir, puis intégrez l'huile essentielle de rose. Réfrigérez et, lorsque le liquide est froid, filtrez les fleurs d'hibiscus. Servez avec des glaçons ou avec un peu d'eau gazeuse et des rondelles de citron.

Conseil

Attention, il est déconseillé aux femmes enceintes de consommer de l'hibiscus.

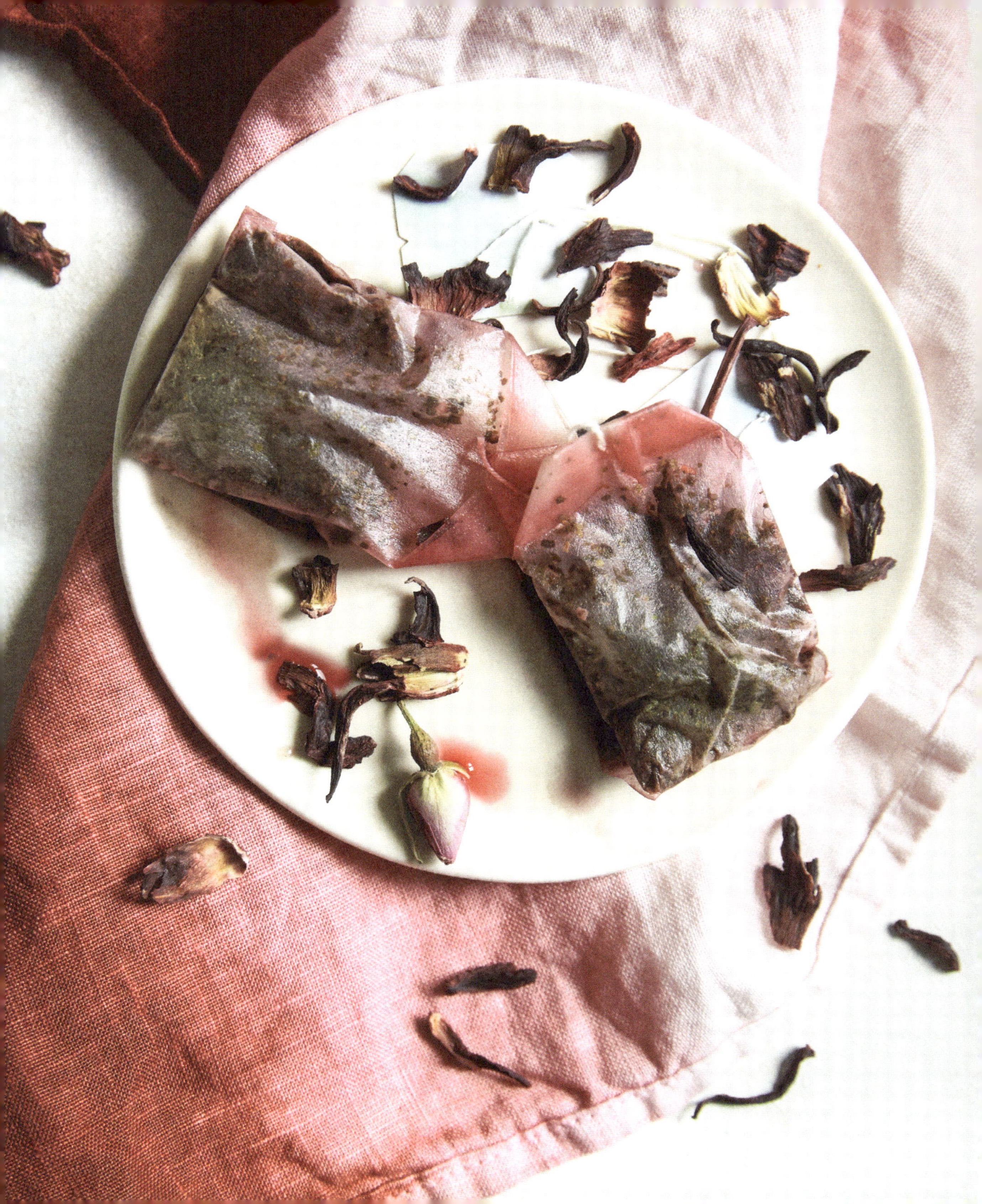

Natural beauty

QUELQUES CONSEILS POUR METTRE EN PLACE VOTRE RITUEL BEAUTÉ

1. Nettoyez

La saleté, les bactéries, la graisse et le maquillage s'accumulent durant la journée et encombrent les pores de votre peau. Nettoyer votre visage tous les jours avec une préparation maison pour évacuer ces impuretés nocives est la garantie d'une belle peau !

2. Exfoliez

Une exfoliation douce aide à prévenir l'obstruction des pores, qui provoque des éruptions, et à retirer l'excédent de cellules mortes. La fréquence des gommages doit être fonction de votre type de peau : si elle est sensible, 1 fois toutes les 2 semaines suffit. Les peaux grasses peuvent aller jusqu'à 2 fois par semaine, mais pas plus pour ne pas irriter la peau.

3. Appliquez un toner

Le toner peut être utilisé au quotidien après le nettoyage pour éliminer les impuretés restantes et aider à équilibrer le pH de la peau. Il prépare cette dernière à l'hydratation et l'aide à absorber les soins suivants.

4. Hydratez

Une application hydratante pour votre visage (qui peut parfois être asséché par le savon) est nécessaire au quotidien, pour tous les types de peaux. Commencez par le front, le nez, les joues, puis le menton. Votre peau sera douce comme celle d'un bébé !

5. Faites un masque de temps en temps

Les masques aident à tonifier et éclaircir la peau, resserrer les pores, apaiser une peau irritée et fatiguée. 1 fois par semaine est un bon rythme.

Souvent composés à base de yaourt, les masques présentés ici contribuent à rétablir l'équilibre de la peau, grâce à leurs propriétés antibactériennes et antifongiques naturelles.

Vous pouvez personnaliser les masques selon votre type de peau, en ajoutant un peu de citron pressé pour les peaux grasses, du miel pour les peaux mixtes, de la purée de banane ou d'avocat pour les peaux sèches, ou encore de l'avoine (son, farine ou flocons) pour les peaux irritées.

Il faut toujours rincer délicatement le masque après la pose, et poursuivre avec l'application d'un toner avant d'hydrater.

QUELQUES PRÉCAUTIONS D'USAGE

Tous les ingrédients nécessaires à la confection des produits de beauté de ce livre peuvent s'acheter dans les supermarchés et les magasins bio (pour les yaourts, les huiles végétales, les céréales, etc.), mais aussi dans les pharmacies traditionnelles et les herboristeries (pour les fleurs séchées, par exemple).

Réaliser ses propres soins de beauté nécessite d'être très rigoureux sur l'hygiène. En effet, avant chaque préparation, pensez à stériliser tous vos ustensiles ainsi que le contenant dans lequel vous conserverez éventuellement votre soin. Pour ce faire, plongez-les 10 minutes dans de l'eau bouillante ou, s'ils ne supportent pas la chaleur (plastique), désinfectez-les avec de l'alcool à 90°.

Sauf mentions contraires, les soins maison proposés dans ce livre sont conçus pour être immédiatement utilisés. Veillez donc à scrupuleusement respecter les indications quant à la conservation des soins. Quelques conseils dans tous les cas :

- Utilisez des contenants hermétiques, et de préférence opaques.
- N'hésitez pas à jeter un produit dont l'odeur, la consistance ou la couleur vous semble étrange.
- Si un produit a une date limite de conservation, étiquetez votre contenant et notez la date de réalisation.

Crème visage
PEAU SOYEUSE

PRÉPARATION : 5 MIN
APPLICATION : 15 MIN

Une belle peau passe par une hydratation en profondeur ! L'avocat et l'huile d'olive raffermissent la peau. Grâce aux ingrédients apaisants que sont le miel et le yaourt, elle sera incroyablement douce et tonifiée. Cette crème convient aussi bien aux peaux sèches que grasses.

INGRÉDIENTS

- 1 avocat mûr
- 2 cuil. à soupe de yaourt nature bio
- 1 cuil. à soupe d'huile d'olive
- 1 cuil. à soupe de miel

MATÉRIEL

- 1 petit bol
- 1 fourchette
- 1 cuillère à soupe
- 1 mini-fouet
- 1 blender (facultatif)

Préparation

Dans un petit bol très propre, écrasez l'avocat avec le dos d'une fourchette, puis incorporez le yaourt. Versez l'huile d'olive, puis le miel et mélangez bien avec un mini-fouet. Si votre avocat n'est pas assez mûr, vous pouvez également passer le tout au blender afin d'avoir une crème lisse et homogène.

Utilisation

Appliquez sur une peau propre et sèche et laissez pendant 15 minutes sur le visage. Rincez à l'eau tiède.

Conservation

Appliquez cette crème de préférence immédiatement après l'avoir préparée. Le masque se conserve 1 jour au réfrigérateur, recouvert de film alimentaire.

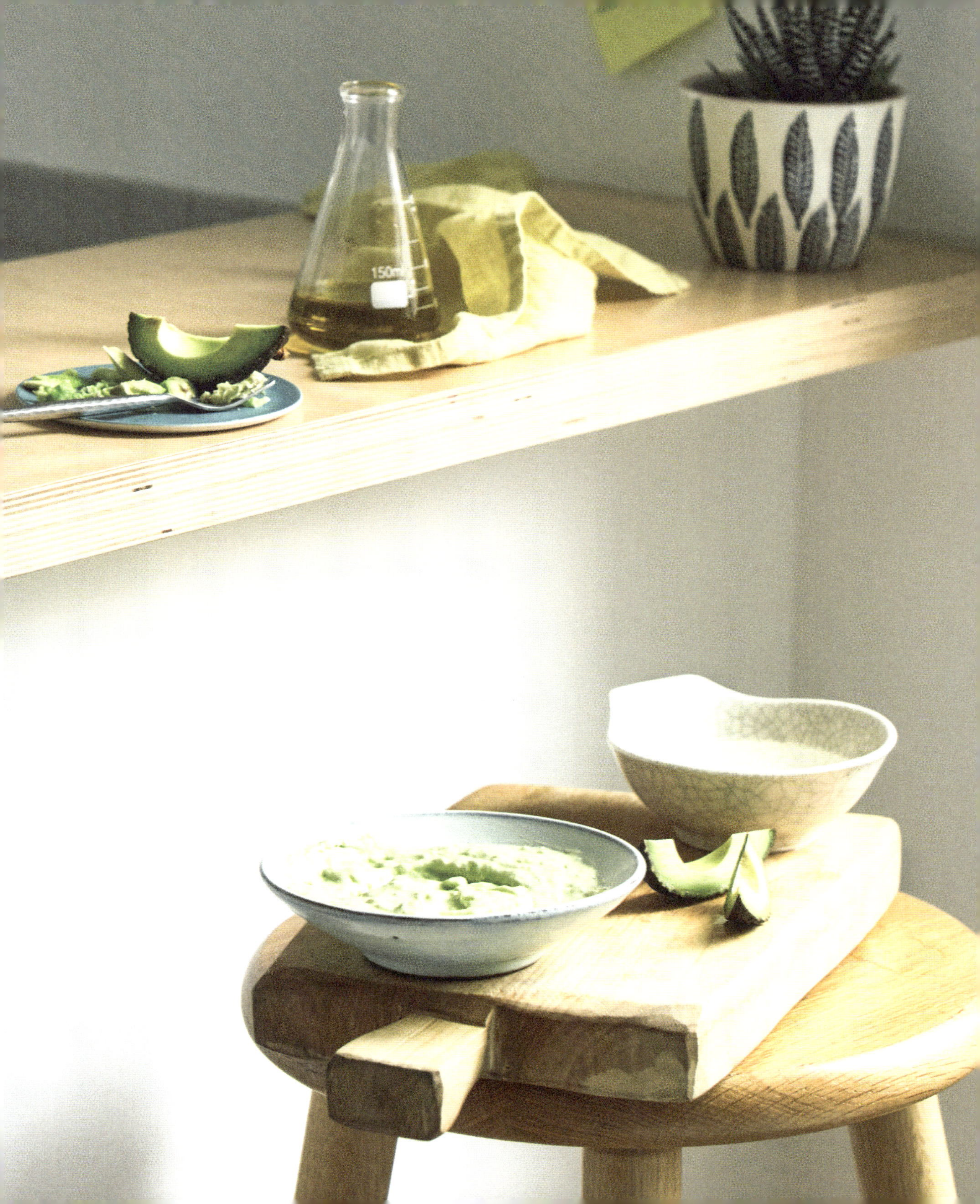
150ml

Eau purifiante
EFFET BONNE MINE

PRÉPARATION : 5 MIN
APPLICATION : 15 MIN

Le curcuma est ici utilisé pour nettoyer le visage en profondeur. Ce soin est devenu un rituel pour moi ! Ses propriétés anti-inflammatoires et antibactériennes aident à assainir la peau et à prévenir l'acné.

INGRÉDIENTS

1/2 cuil. à café de curcuma en poudre

1 cuil. à soupe de lait de coco

1/2 cuil. à café de miel

MATÉRIEL

1 petit bol ou 1 flacon

1 cuillère à café

Préparation

Mélangez le lait de coco, le curcuma et le miel dans un petit bol ou un flacon.

Utilisation

Appliquez délicatement sur la peau en sortant de la douche (ou sous la douche) en massant par mouvements circulaires. Laissez poser 15 minutes. Rincez la peau, puis tamponnez-la avec une serviette chaude. Votre peau sera nettoyée en profondeur et vous aurez un teint éclatant !

Conservation

Appliquez l'eau purifiante anti-inflammatoire après l'avoir préparée. Elle ne se conserve pas.

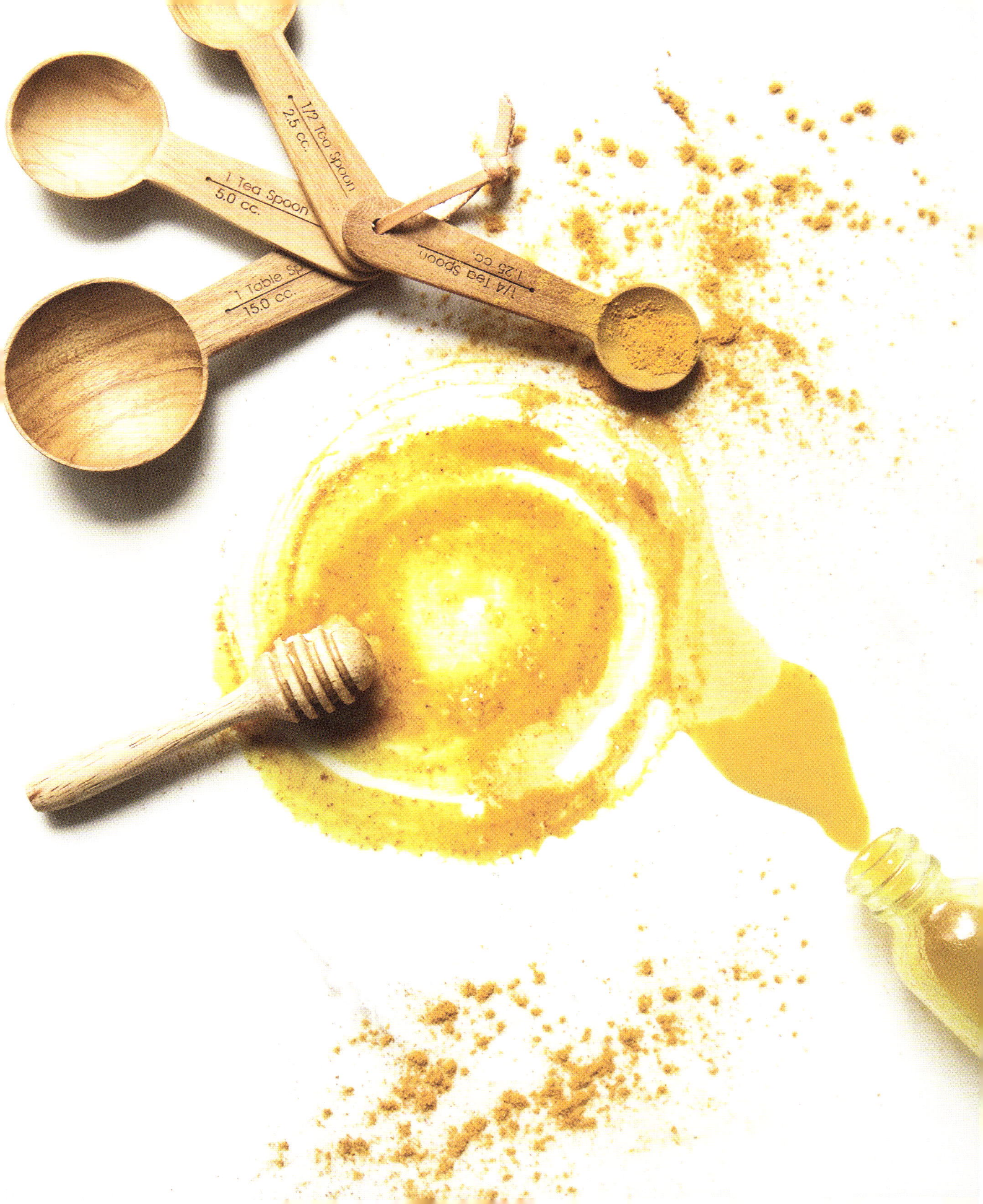
1/2 Tea Spoon
2.5 cc.
1 Tea Spoon
5.0 cc.
1/4 Tea Spoon
1.25 cc.
15.0 cc.

Crème fouettée 2 EN 1

PRÉPARATION : 5 MIN

INGRÉDIENTS

200 g d'huile de coco

10 gouttes de vitamine E

5 à 10 gouttes d'huile essentielle de lavande, géranium, basilic ou citronnelle

MATÉRIEL

1 bol

1 mixeur électrique (facultatif) ou un fouet

1 pot de crème vide avec son couvercle (50 ml)

1 cuillère à café

Rapidement absorbée par la peau, cette crème réconfortante permet de garder votre corps hydraté toute la journée. Elle peut également servir de démaquillant. L'huile de coco est connue pour ses propriétés antibactériennes, anti-inflammatoires et antioxydantes, qui favorisent la régénération des cellules cutanées : un cadeau pour votre peau !

Préparation

Déposez l'huile de coco à l'état solide (réfrigérez-la quelques instants si elle est liquide) dans le bol d'un mixeur. Si elle se présente en un gros morceau, brisez-la en petits morceaux pour un mélange plus facile. Mixez afin d'obtenir une crème fouettée, puis versez la vitamine E et les gouttes d'huile essentielle. Mixez à nouveau. Lorsque la texture est aérée et crémeuse, transvasez-la dans un pot.

Utilisation

Appliquez votre crème corporelle quotidiennement juste après la douche sur l'ensemble du corps ou sur le visage en petite quantité. Massez bien votre peau jusqu'à pénétration de la crème. Vous pouvez également utiliser cette crème comme démaquillant.

Conservation

Cette crème se conserve 2 à 3 mois à température ambiante car la vitamine E agit comme conservateur.

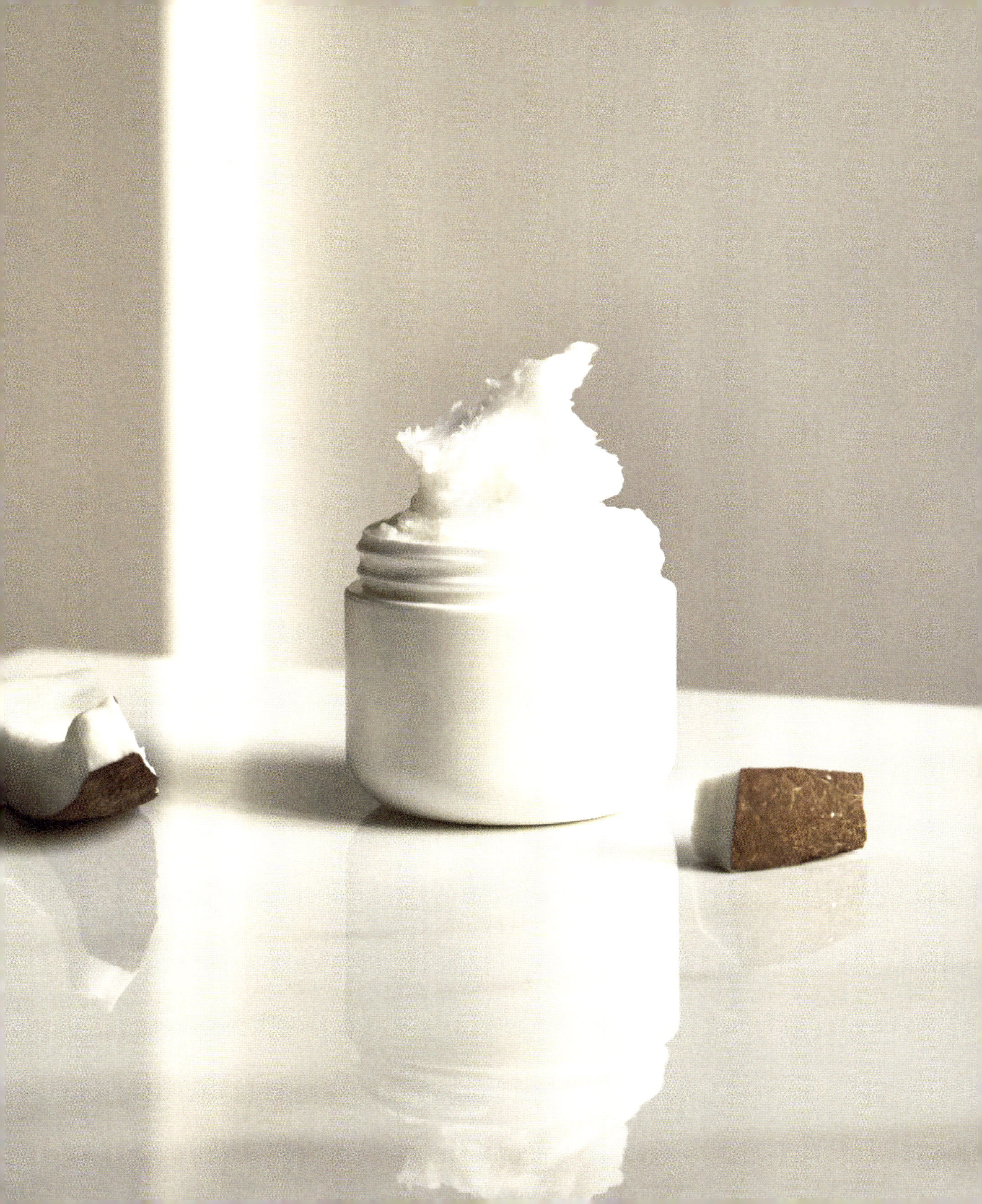

Black scrub

MASQUE EXFOLIANT AU CHARBON

PRÉPARATION : 5 MIN
APPLICATION : 20 MIN

Les propriétés purifiantes et anti-inflammatoires du curcuma sont ici associées à l'action d'absorption ultra puissante du charbon pour une peau éclatante ! L'hydrolat d'hamamélis (eau aromatique) permet d'apaiser la peau.

INGRÉDIENTS

1/2 cuil. à café de curcuma en poudre

1 cuil. à café de yaourt nature bio au lait entier

1 cuil. à café (soit 2 gélules) de charbon actif

1 cuil. à café d'hydrolat d'hamamélis

MATÉRIEL

1 petit bol

1 petit fouet

1 pinceau

Préparation

Dans un petit bol, mélangez le yaourt, le charbon et le curcuma avec un mini-fouet. Fouettez jusqu'à l'obtention d'une consistance lisse, versez l'hamamélis progressivement, ajoutez-en un peu plus si nécessaire.

Utilisation

Appliquez sur un visage propre avec un pinceau ou avec les doigts. Laissez poser jusqu'à ce que le soin soit sec, environ 20 minutes. Dès que le masque est sec, lavez à l'eau tiède, en frottant doucement la peau dans un mouvement circulaire pour une exfoliation douce. Hydratez votre peau après le masque.

Conservation

Appliquez le masque au charbon après l'avoir préparé. Il ne se conserve pas.

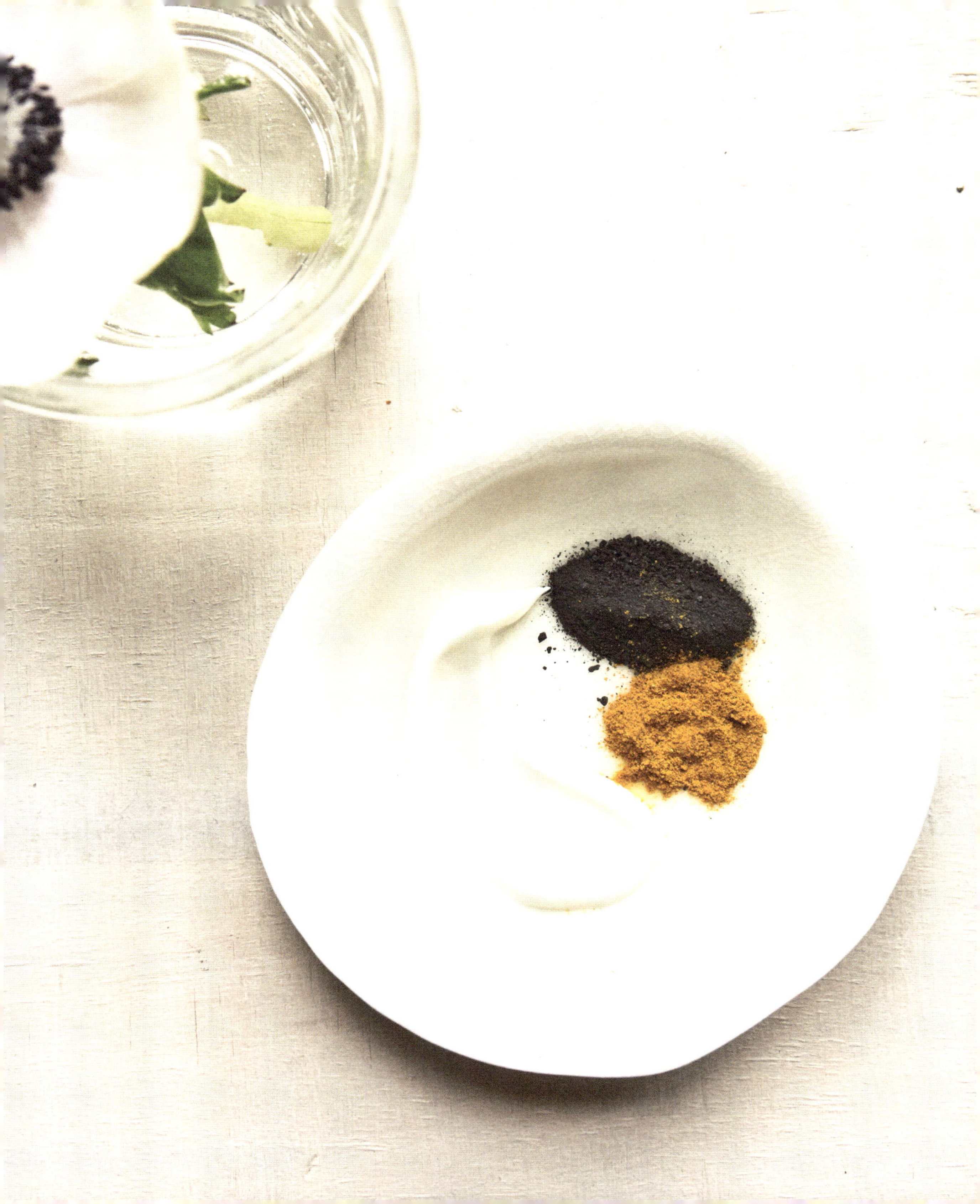

Eau florale
DE ROSE SUBLIMATRICE

PRÉPARATION : 1 H

L'eau de rose réduit le taux de graisse de la peau, les rougeurs et l'acné. Avec sa délicate odeur, c'est un tonique naturel à utiliser au quotidien pour le visage et les cheveux !

INGRÉDIENTS

3 roses non traitées

250 ml d'eau minérale

MATÉRIEL

1 petite et une grande casseroles

1 petite bouteille en verre à fermeture hermétique

1 passoire

1 verre à bec (ou verre doseur de cuisine) en verre

Préparation

Stérilisez votre matériel : faites bouillir de l'eau dans une grosse casserole, puis plongez-y la bouteille, le verre à bec et la passoire 10 minutes. Laissez refroidir, puis séchez bien avec un torchon propre.

Retirez délicatement les pétales des rose et déposez-les dans une petite casserole, versez l'eau dessus. Laissez mijoter à feu doux et à couvert pendant une quinzaine de minutes. Si vous voyez que le mélange commence à bouillir, réduisez le feu. La vapeur ne doit pas s'échapper, car c'est précisément cette dernière qui contient les huiles essentielles de rose. Laissez infuser hors du feu pendant 20 minutes.

Filtrez l'eau de rose dans le verre à bec, puis transférez dans la bouteille en verre.

Utilisation

Appliquez l'eau de rose au réveil avec un coton, avant tout ajout de crème de jour ou de maquillage, et le soir après le démaquillage. Vous pouvez également utiliser l'eau de rose en brumisateur sur vos cheveux pour plus de brillance et de douceur.

Conservation

L'eau de rose maison se conserve 2 semaines maximum. Pour mieux préserver ses bienfaits, gardez-la au réfrigérateur.

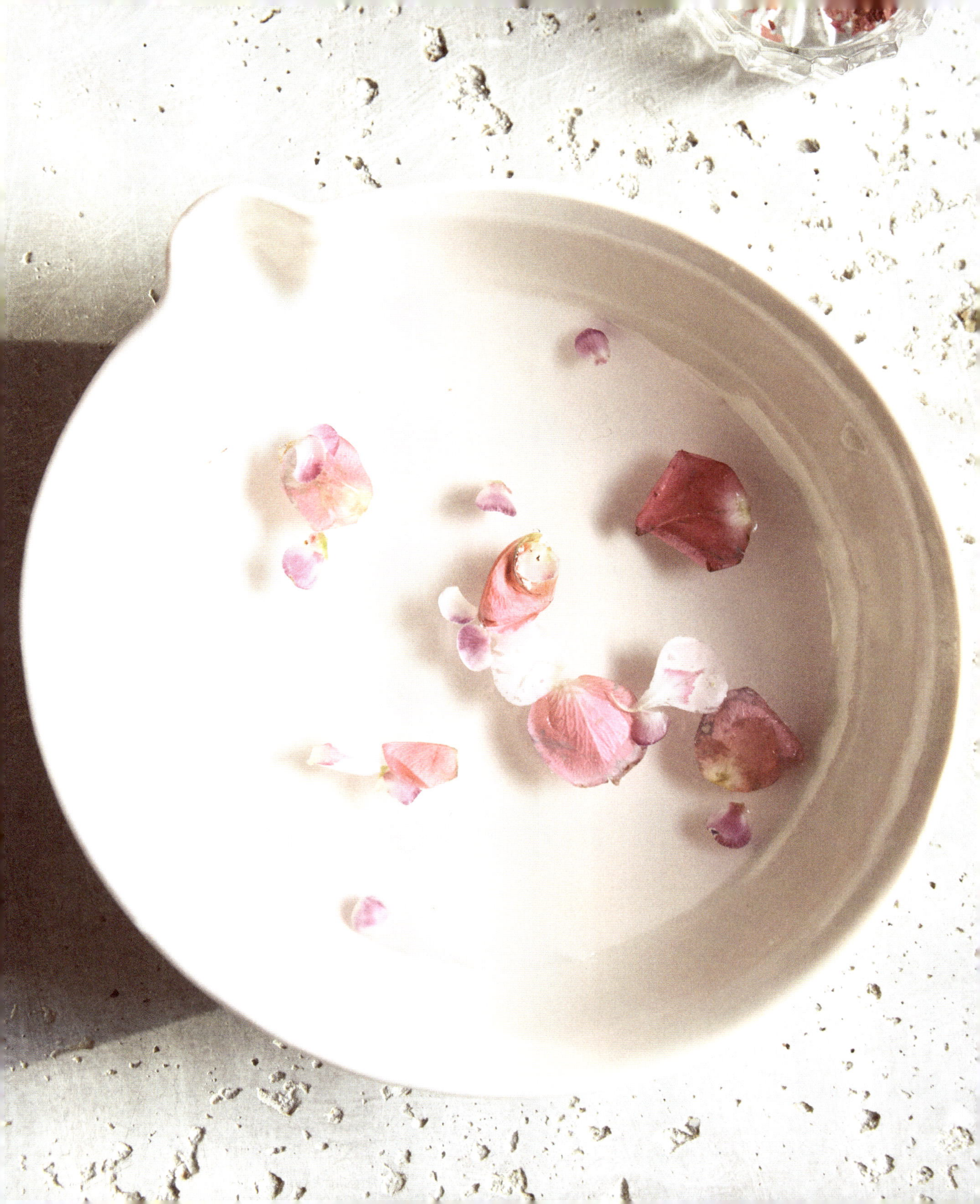

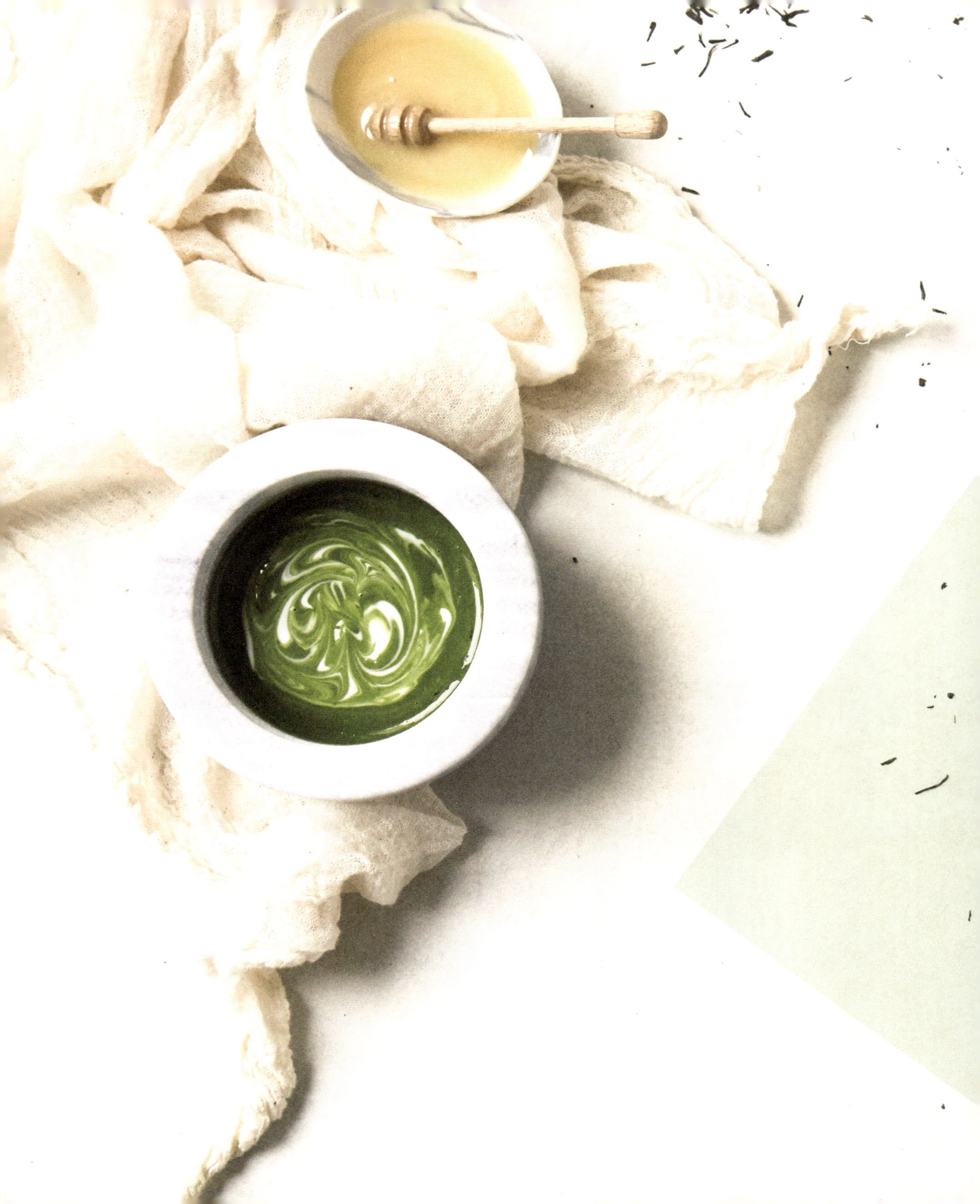

Masque visage
ÉCLAT INSTANTANÉ

Ce masque illumine la peau et unifie le teint. Efficace surtout pour les peaux grasses, il redonne de la douceur à l'épiderme grâce aux probiotiques contenus dans le yaourt. Si vous décidez d'ajouter de l'huile essentielle de citronnelle, votre peau sera nettoyée et purifiée en profondeur.

PRÉPARATION : 5 MIN - APPLICATION : 15 MIN

1 cuil. à soupe de thé vert matcha (de bonne qualité) • 1 cuil. à soupe de yaourt nature bio • 1 cuil. à soupe de miel • 2 à 4 gouttes d'huile essentielle de citronnelle (facultatif)

MATÉRIEL : 1 petit bol • 1 mini-fouet (ou 1 petite spatule)

Préparation

Dans un petit bol, mélangez le yaourt avec le thé vert matcha, le miel et l'huile essentielle de citronnelle. Mélangez bien à l'aide d'un mini-fouet.

Utilisation

Appliquez sur le visage une quinzaine de minutes.
Rincez abondamment et hydratez la peau après le masque.

Conservation

Appliquez immédiatement le masque après l'avoir préparé.
Il ne se conserve pas.

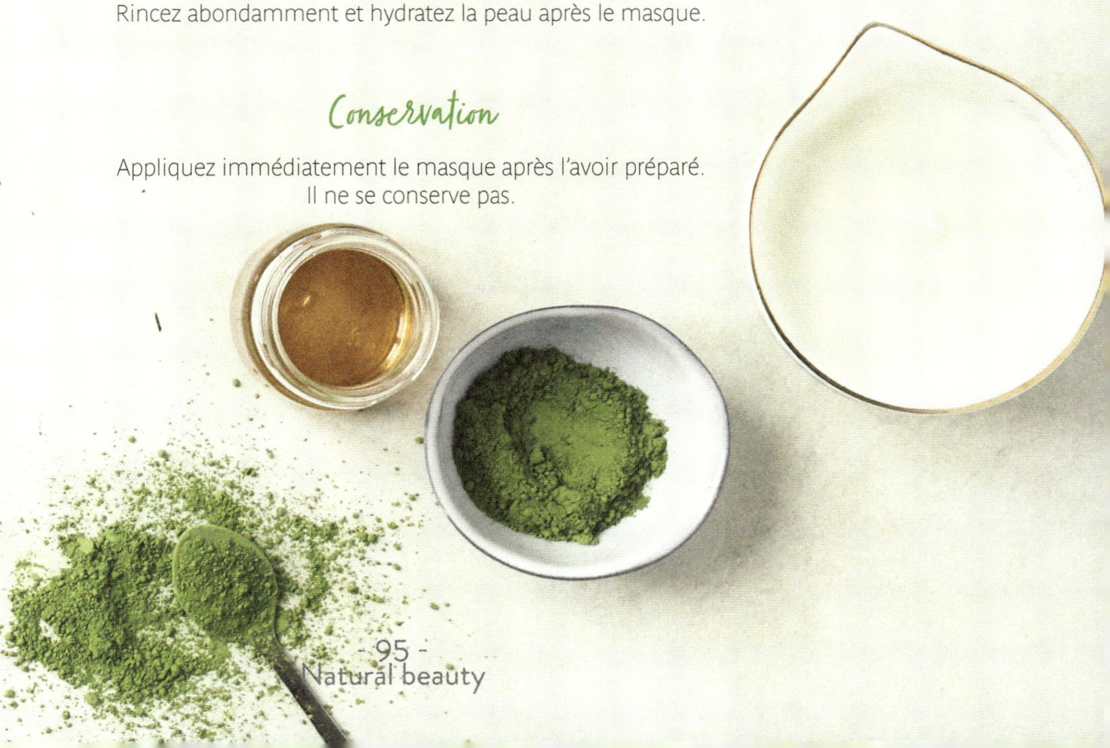

Baume contour des yeux

REGARD FRAIS ET REPOSÉ

PRÉPARATION : 5 MIN
APPLICATION : 15 MIN

L'application du yaourt et du curcuma sous les yeux redonne de l'éclat au regard. J'adore appliquer ce soin super easy avant une grosse journée quand je suis un peu fatiguée, il fait toute la différence !

INGRÉDIENTS

1/2 cuil. à café de curcuma en poudre

1 cuil. à soupe de yaourt bio nature

MATÉRIEL

1 petit bol

1 petite cuillère

1 pinceau pour les yeux (facultatif)

Préparation

Dans un petit bol, mélangez avec une petite cuillère le curcuma avec le yaourt jusqu'à l'obtention d'un mélange homogène.

Utilisation

Appliquez la mixture sous vos yeux et gardez la crème pendant une quinzaine de minutes. Rincez la peau délicatement sous l'eau tiède.

Conservation

Appliquez la crème pour les yeux immédiatement après l'avoir préparée. Elle ne se conserve pas.

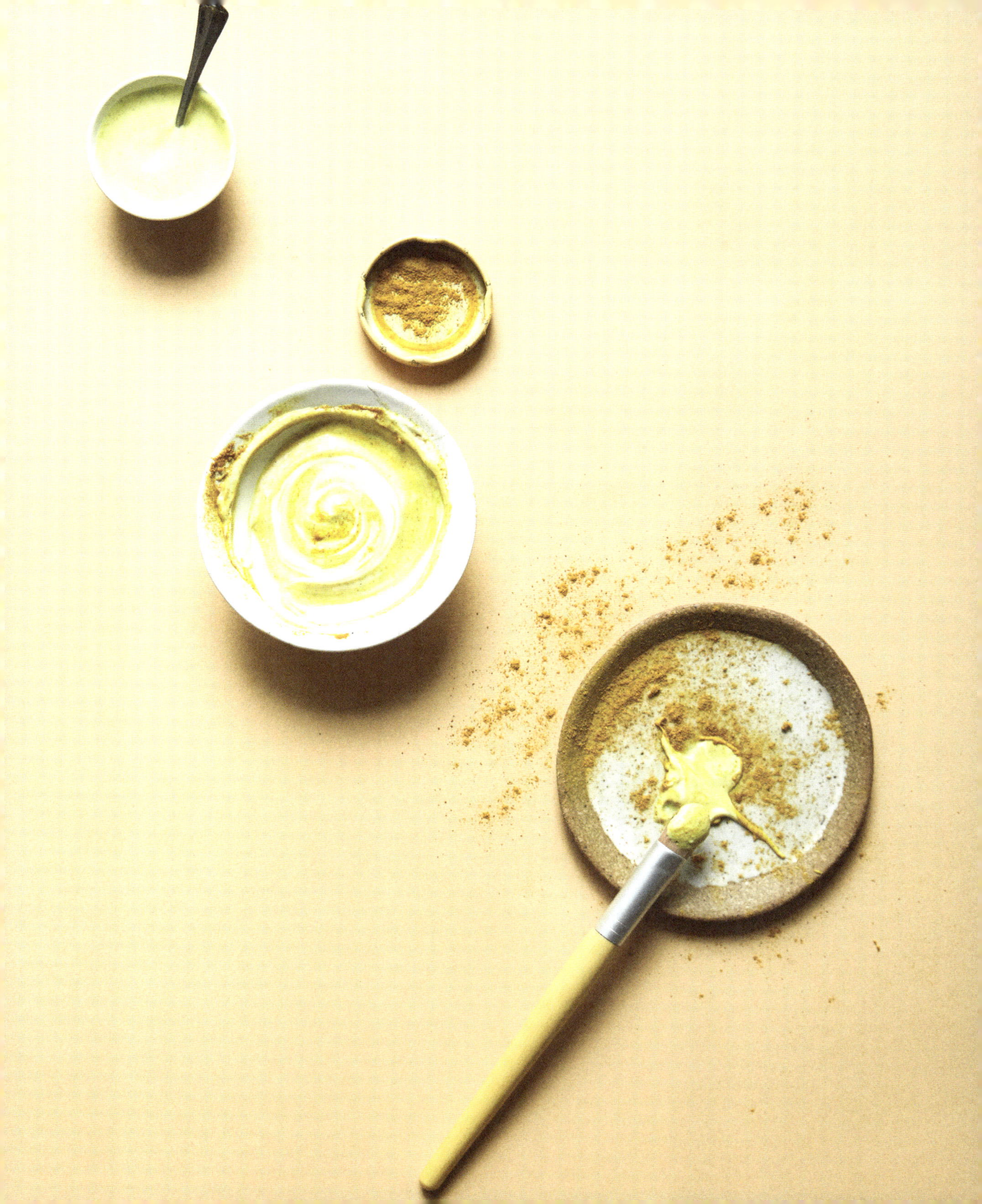

Illuminating toner

AU PAMPLEMOUSSE ET À LA MENTHE

PRÉPARATION : 5 MIN
REPOS : 3 H

Pour lutter contre la peau grasse, misez sur les propriétés astringentes naturelles du pamplemousse. Avec cet ingrédient, vous éliminerez les toxines de votre peau et limiterez la production de sébum.

INGRÉDIENTS

le jus d'1/2 pamplemousse bio

quelques feuilles de menthe fraîche bio

MATÉRIEL

1 presse-agrumes

1 petit pulvérisateur (120 à 150 ml)

1 mini-entonnoir

Préparation

Mélangez le jus de pamplemousse fraîchement pressé avec quelques feuilles de menthe dans un petit pulvérisateur en bouteille et laissez reposer pendant 3 heures.

Utilisation

Appliquez sur un coton matin et soir ou en pulvérisation.

Conservation

Ce soin se conserve 1 semaine au réfrigérateur.

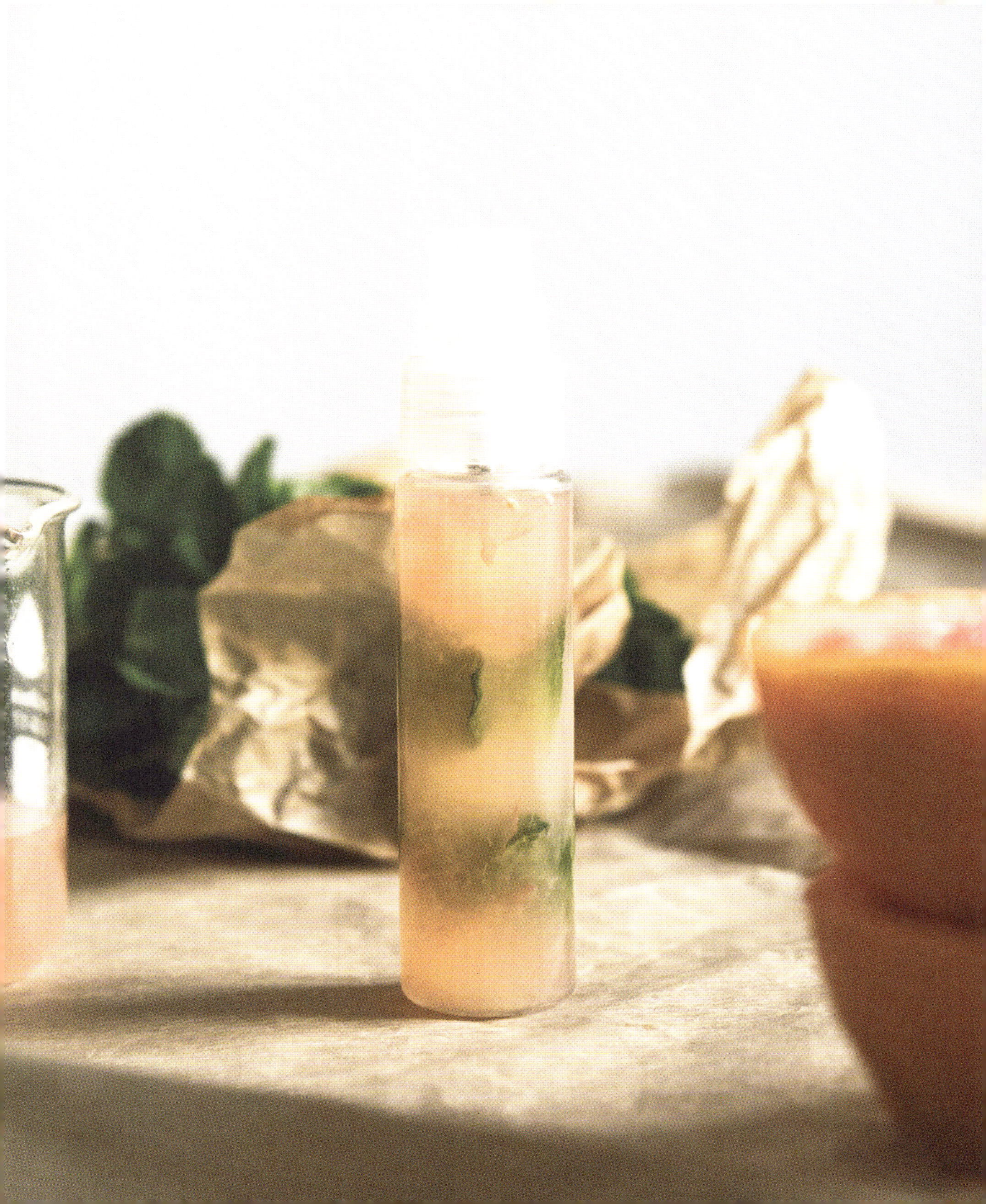

Masque visage
À L'ARGILE BLANCHE ET À LA SAUGE

PRÉPARATION : 10 MIN
REPOS : 10 MIN
APPLICATION :
10 À 15 MIN

L'argile est utilisée depuis la Haute Antiquité pour ses propriétés étonnantes : riche en minéraux, elle a un fort pouvoir d'absorption, elle est nettoyante, adoucissante, antiseptique et cicatrisante. C'est un merveilleux produit de la terre, qui prouve encore une fois que la nature abonde en remèdes sains et super efficaces ! Petit plus : ajoutez de l'huile essentielle d'orange douce dans ce masque, pour raffermir votre peau et calmer les démangeaisons.

INGRÉDIENTS

2 cuil. à soupe d'argile blanche en poudre (veillez à choisir une argile « garantie séchée au soleil »)

1 cuillerée de sauge séchée ou 1 sachet d'infusion à la sauge

1 cuil. à café de miel

1 cuil. à café d'huile de camomille (ou autre huile au choix)

5 gouttes d'huile essentielle d'agrume

MATÉRIEL

1 bol
1 petit fouet

Préparation

Réalisez une tasse d'infusion à la sauge avec 1 cuil. à soupe de sauge séchée infusée 10 min dans de l'eau chaude.

Dans un bol, versez l'argile et quelques cuillerées d'infusion à la sauge pour la diluer. Laissez reposer pendant environ 10 minutes, l'argile commencera à absorber l'eau. Fouettez. Ajoutez de l'infusion si nécessaire afin d'obtenir une pâte épaisse. Intégrez le miel, l'huile et l'huile essentielle.

Utilisation

Appliquez le masque sur votre visage propre, et laissez poser pendant 10 à 15 minutes. Rincez délicatement votre visage sans frotter. Hydratez votre peau après le masque.

Conservation

Appliquez le masque purifiant à l'argile immédiatement après l'avoir préparé. Il ne se conserve pas.

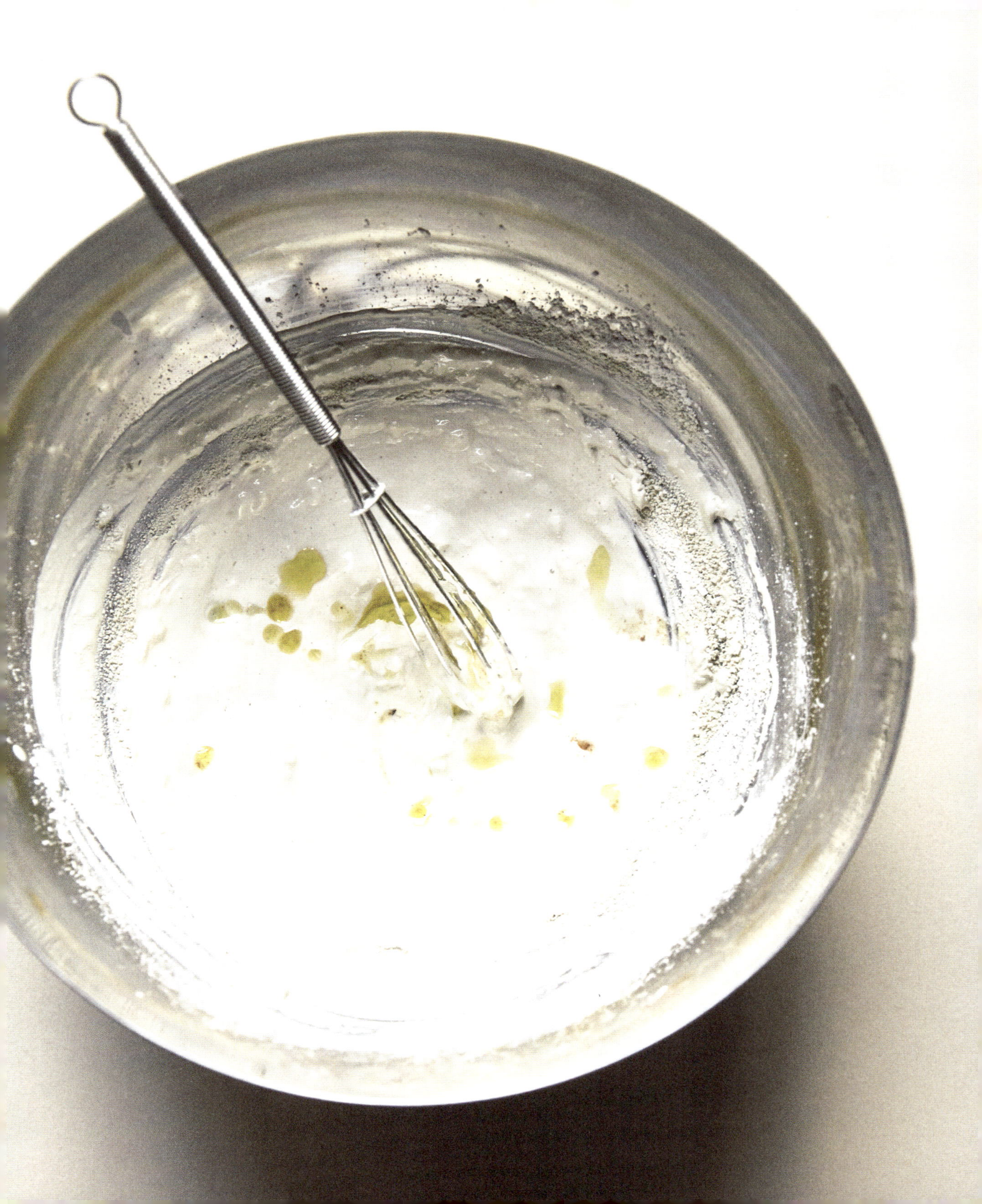

Sérum antioxydant
AU CONCOMBRE ET À L'ALOÉ VERA

PRÉPARATION : 10 MIN
APPLICATION : 15 MIN

C'est un remède simple et naturel pour effacer les signes de fatigue de votre visage. Le thé vert, associé au concombre et à l'aloe vera, est merveilleusement bénéfique pour réduire les cernes et les poches sous les yeux ainsi que pour hydrater la peau et resserrer les pores. Un must !

INGRÉDIENTS

1 cuil. à soupe (ou 1 sachet) de thé vert bio

1 tasse de dés de concombre

4 cuil. à soupe de gel d'aloe vera

2 cuil. à soupe d'huile de coco bio

2 cuil. à soupe de miel

MATÉRIEL

1 casserole

1 couteau

1 cuillère à café

1 blender

1 petit pot (400 ml)

1 disque de coton

1 paire de ciseaux

Préparation

Faites infuser le thé dans 100 ml d'eau bouillante, puis laissez-le refroidir. Déposez tous les ingrédients dans le bol d'un blender : le thé, le concombre, le gel d'aloe vera, l'huile de coco (fondue ou solide) et le miel. Mixez le tout, puis transvasez la préparation dans un petit pot propre.

Utilisation

Coupez le coton en demi-lunes, puis trempez-les dans le mélange. Appliquez un demi-coton sous chaque œil pendant 15 minutes, puis enlevez le surplus avec un coton propre ou rincez votre peau à l'eau froide.

Conservation

Vous pouvez conserver ce soin pendant 1 semaine au frais. Le froid soulage les poches sous les yeux et aide également à atténuer les cernes.

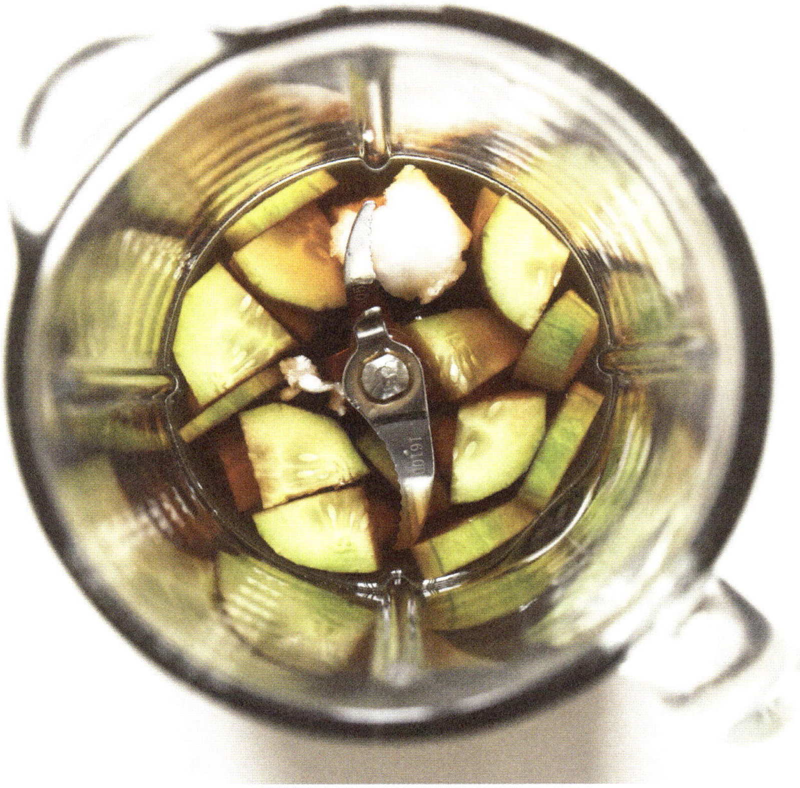

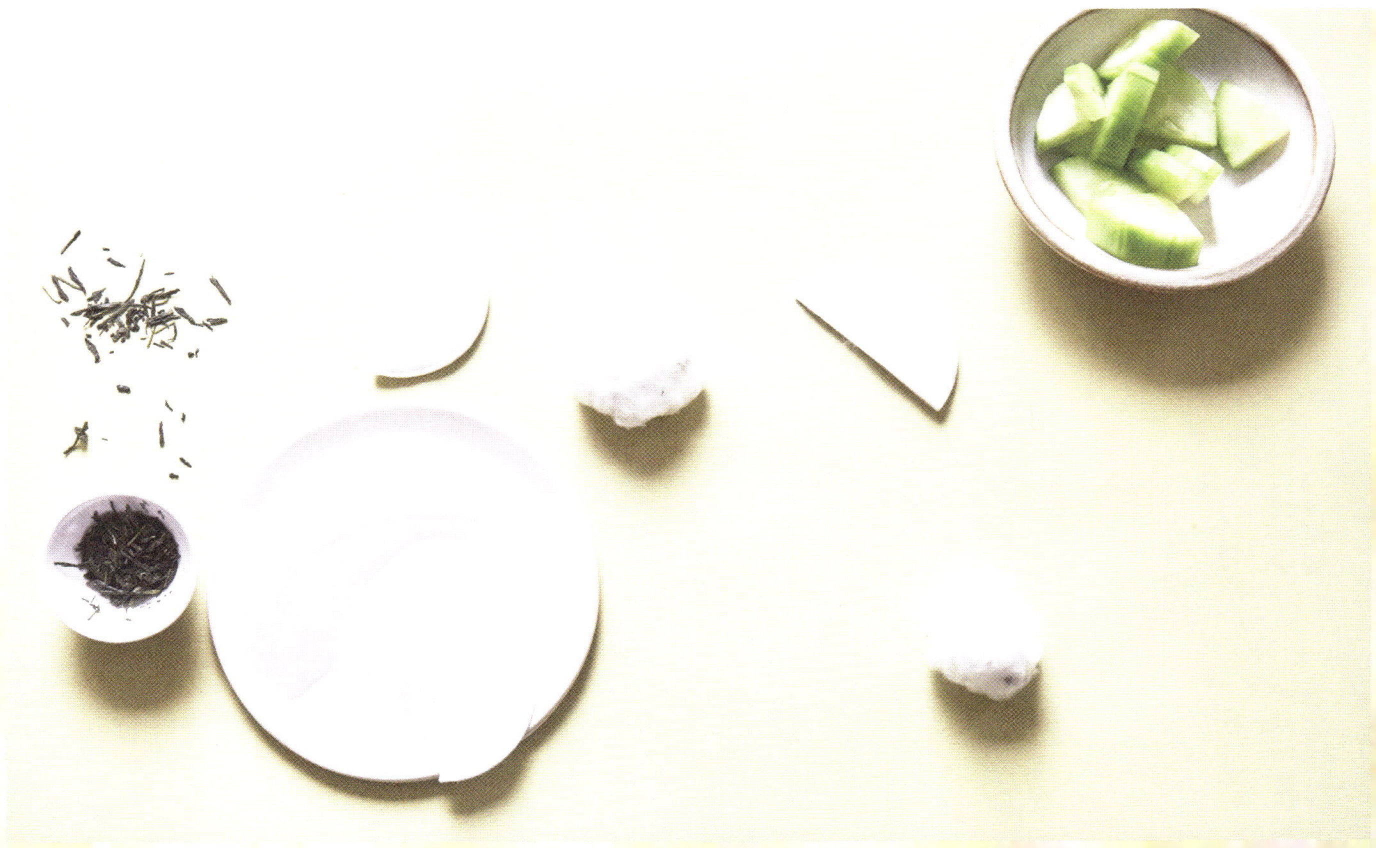

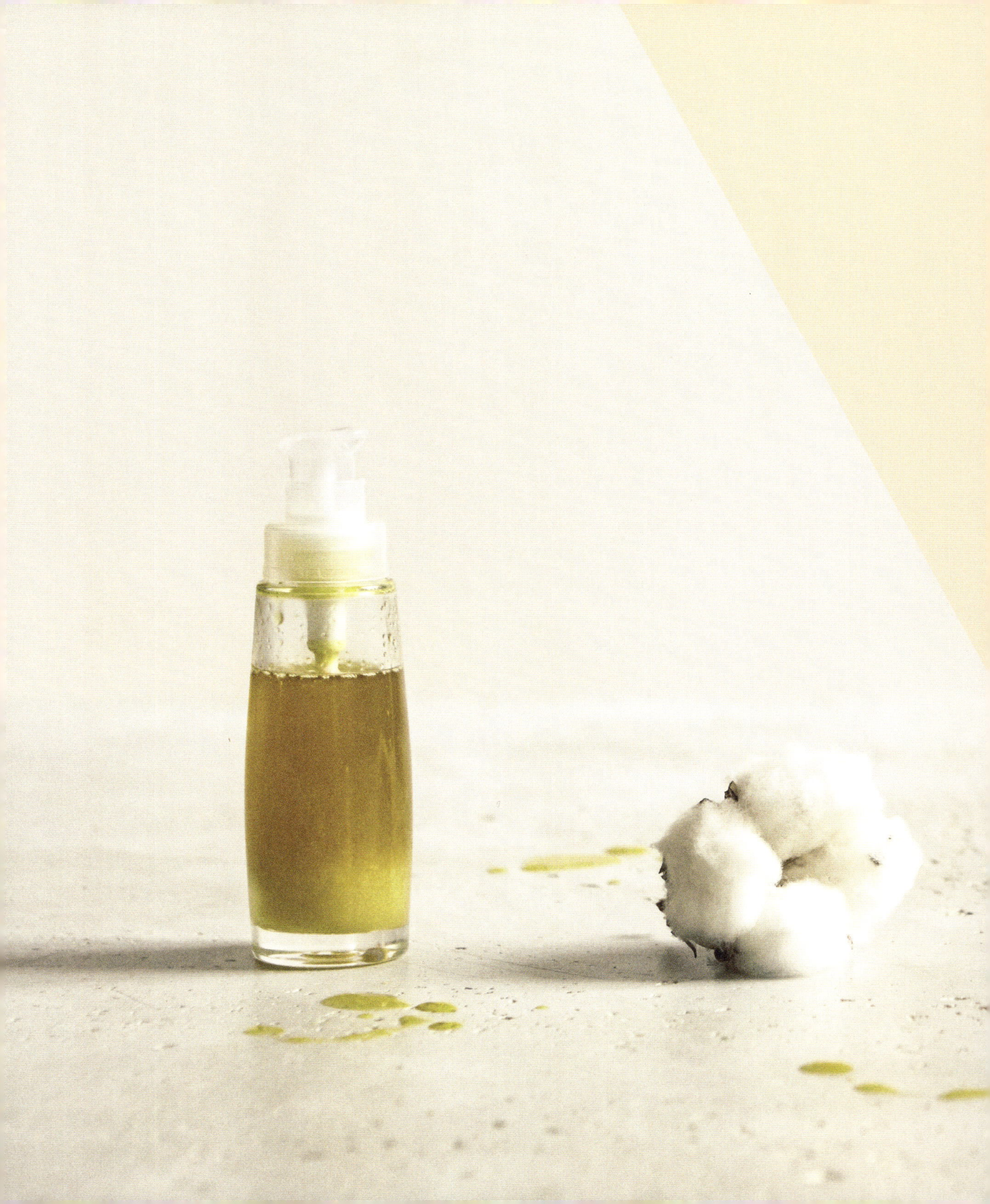

Nettoyant visage
À L'HUILE D'AVOCAT

Ce nettoyant contient des propriétés antibactériennes naturelles qui sont idéales pour la peau acnéique et, contrairement à la plupart des nettoyants faciaux et détergents commerciaux, ne retirera pas vos huiles naturelles. Il est important d'acheter du miel cru, non pasteurisé, et de préférence d'une source locale. La pasteurisation tue les bactéries bénéfiques et les enzymes naturelles afin de prolonger la durée de conservation ; le miel pasteurisé n'a donc pas les mêmes propriétés antibactériennes que le miel cru.

PRÉPARATION : 5 MIN

120 ml d'huile d'avocat bio • 3 cuil. à soupe de miel cru • 2 cuil. à soupe de savon neutre

MATÉRIEL : 1 petit bol • 1 petit fouet • 1 petite bouteille à pompe

Préparation

Dans un petit bol, mélangez bien tous les ingrédients au fouet. Transférez délicatement la préparation dans une petite bouteille à pompe.

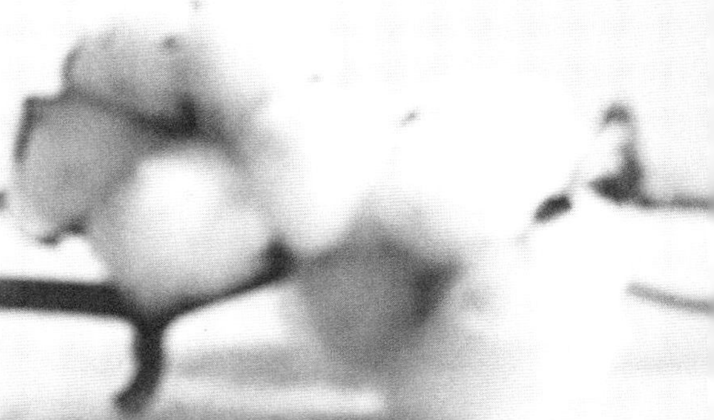

Utilisation

Agitez bien avant chaque utilisation et appliquez sur votre visage en faisant des mouvements circulaires. Rincez à l'eau tiède et tapotez doucement votre peau pour la sécher. Appliquez ensuite une crème hydratante.

Conservation

Ce soin se conserve 1 à 2 mois dans un endroit frais à l'abri du soleil.

Brume apaisante

PEAU FERME ET TONIQUE

PRÉPARATION : 25 MIN

Ce brumisateur hydrate, rafraîchit et resserre les pores du visage. Il stimule également la capacité de la peau à retenir l'humidité. Les antioxydants présents dans le thé vert préviennent l'acné et permettent de retrouver une peau éclatante, ferme, ainsi qu'un très beau teint. Votre peau sera hydratée instantanément, éloignant toute sensation de sécheresse ou de tiraillement.

INGRÉDIENTS

1 sachet de thé vert (ou 1 cuil. à soupe)

250 ml d'eau minérale

MATÉRIEL

1 casserole

filtre à thé (s'il n'est pas en sachet)

1 entonnoir

1 flacon brumisateur

Préparation

Faites infuser le thé vert dans l'eau bouillante pendant 20 minutes. Laissez refroidir. Transvasez dans un flacon brumisateur très propre.

Utilisation

Pulvérisez une fine brume sur votre visage au réveil, avant tout ajout de crème de jour ou de maquillage, et également le soir après le démaquillage. Vous pouvez également l'utiliser sur vos cheveux pour plus de brillance et de douceur.

Conservation

Le brumisateur au thé vert se conserve 2 semaines maximum. Pour mieux préserver ses bienfaits, placez-le au réfrigérateur.

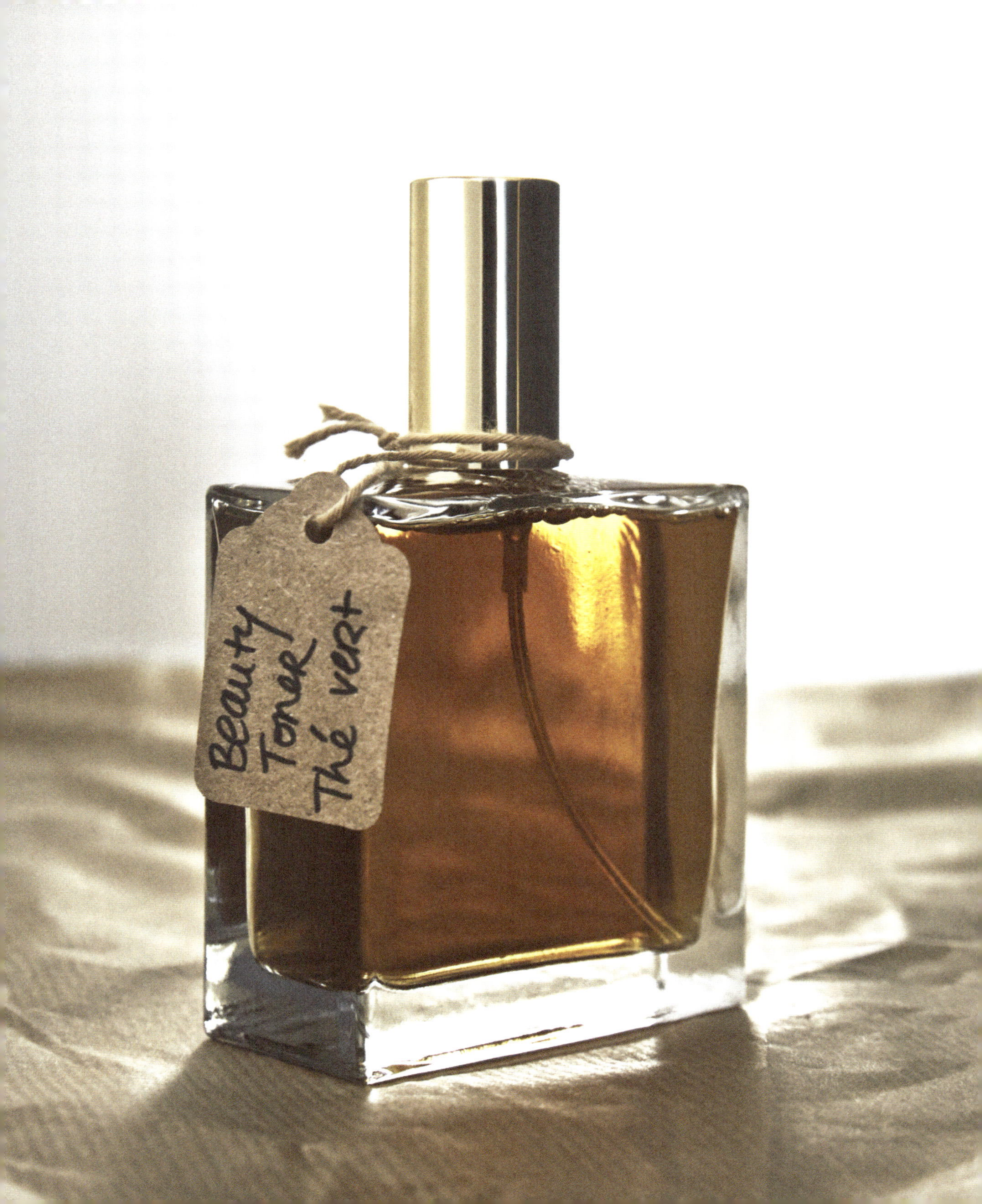
Beauty
Toner
Thé vert

Soin vitaminé
AU PAMPLEMOUSSE ROSE

PRÉPARATION : 5 MIN
APPLICATION : 15 MIN

Grâce à ses propriétés antioxydantes, le rétinol (ou vitamine A) présent dans le pamplemousse nourrit la peau en profondeur, prévient les rides et la décoloration de la peau. En appliquant ce soin 1 fois par semaine, vous retrouverez un teint lisse et une peau rayonnante de santé !

INGRÉDIENTS

le jus d'1/2 pamplemousse bio

1 cuil. à soupe de miel

45 g de flocons d'avoine

MATÉRIEL

1 petit bol

1 presse-agrumes

1 cuillère à café

Préparation

Dans un petit bol, mélangez le miel, les flocons d'avoine et le jus de pamplemousse.

Utilisation

Appliquez ce soin sur votre visage, laissez-le sécher une quinzaine de minutes. Rincez à l'eau tiède.

Conservation

Appliquez ce soin au pamplemousse et à l'avoine directement après l'avoir préparé. Il ne se conserve pas mais il est délicieux s'il vous en reste un peu !

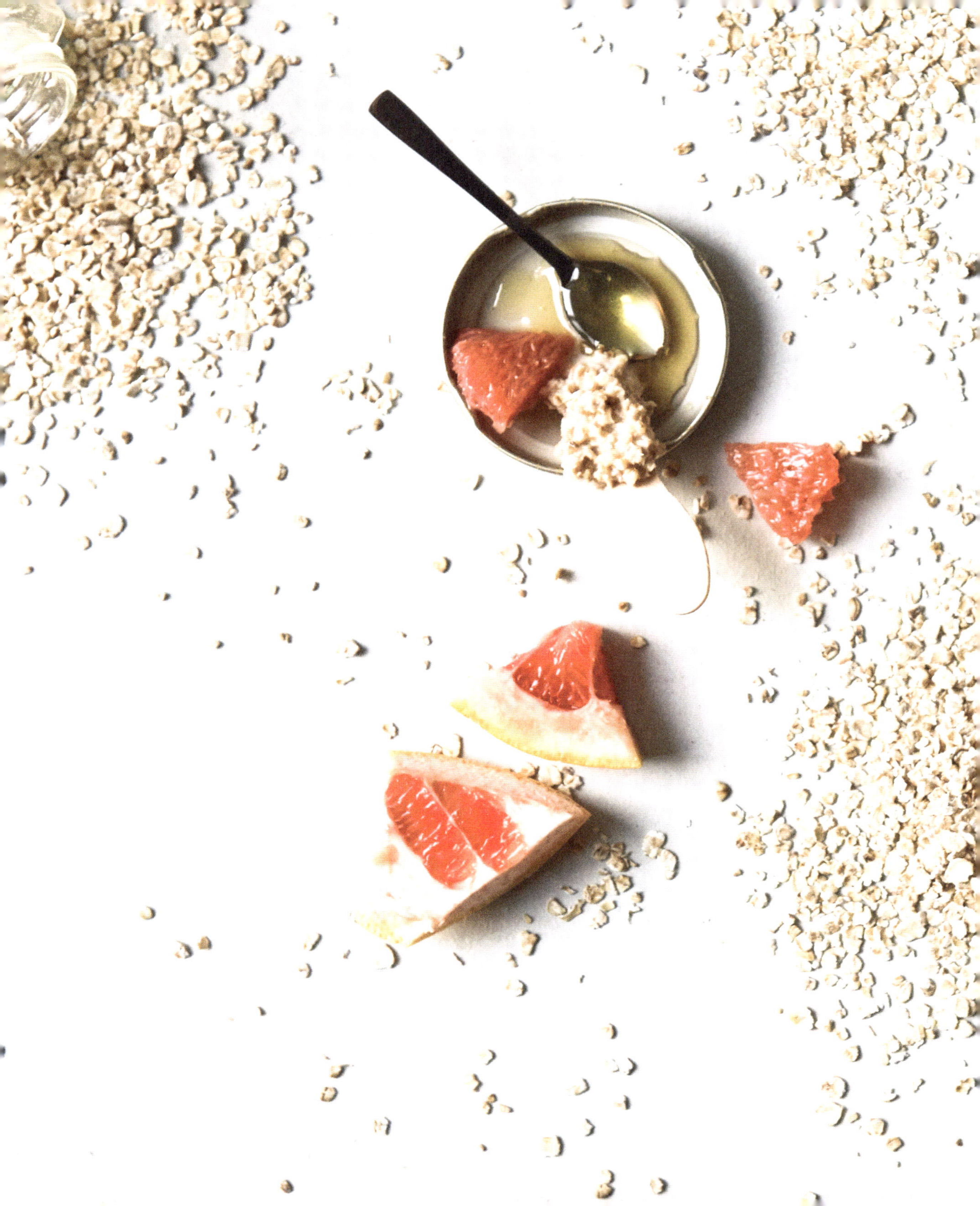

Traitement peau nette

À LA BANANE

PRÉPARATION : 5 MIN
APPLICATION : 15 MIN

Si vous avez une peau à tendance acnéique, je vous conseille d'intégrer ce masque dans votre routine. La banane, pleine de vitamine A, favorise le renouvellement des cellules cutanées pour un teint éclatant alors que la poudre de curcuma, elle, est antibactérienne. Quant au bicarbonate de soude, il absorbe l'excès d'huile présent dans la peau. Le trio gagnant !

INGRÉDIENTS

1 banane

1/2 cuil. à café de curcuma en poudre

1/2 cuil. à café de bicarbonate de soude

MATÉRIEL

1 blender (facultatif)

Préparation

Déposez la banane en morceaux, le bicarbonate de soude et le curcuma dans le bol d'un blender, mixez jusqu'à l'obtention d'un mélange homogène. Si vous n'avez pas de blender, vous pouvez aussi écraser la banane dans un bol avec une fourchette.

Utilisation

Appliquez sur une peau propre pendant une quinzaine de minutes, rincez sous l'eau tiède.

Conservation

Appliquez le traitement anti-acné immédiatement après l'avoir préparé. Il ne se conserve pas.

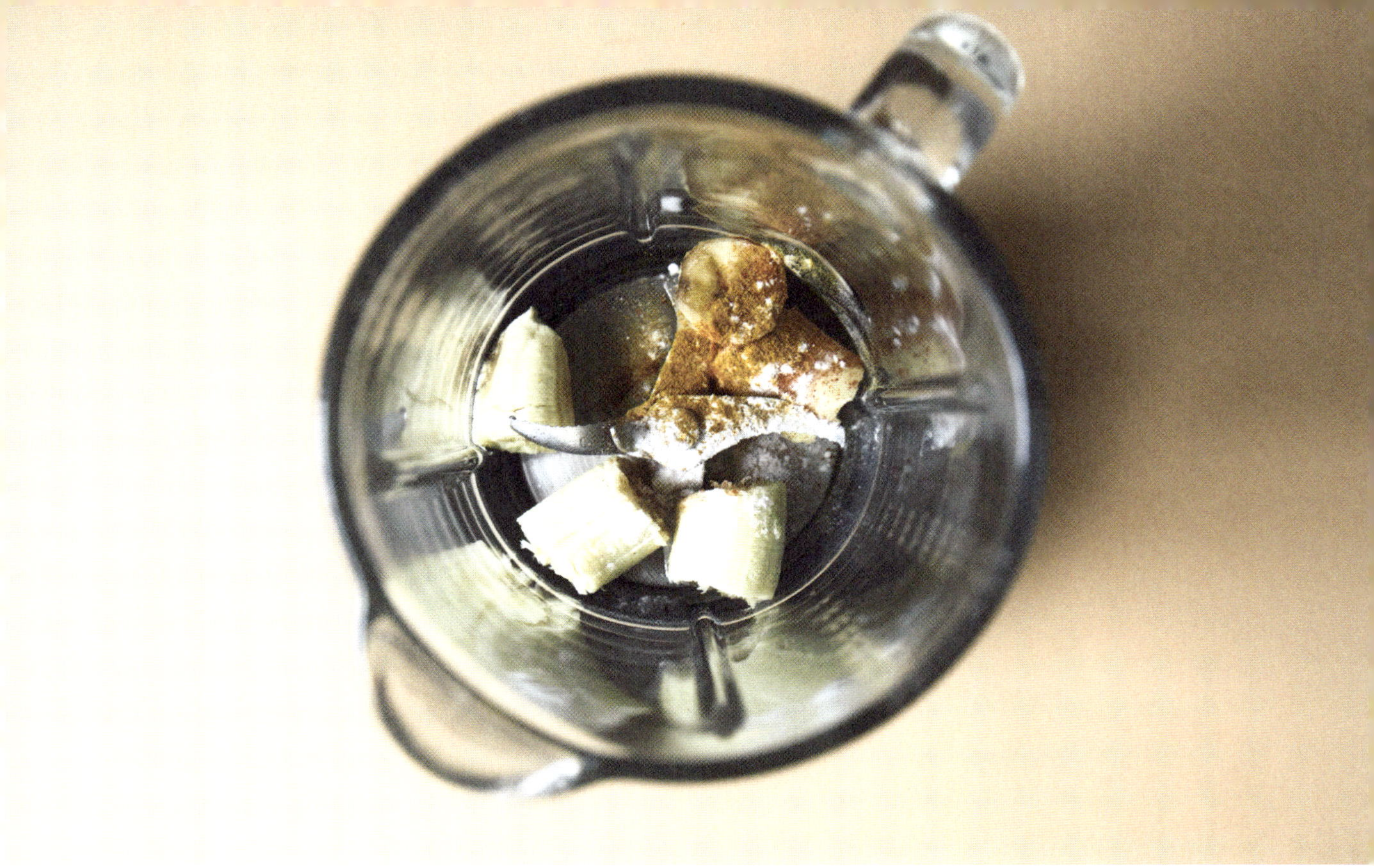
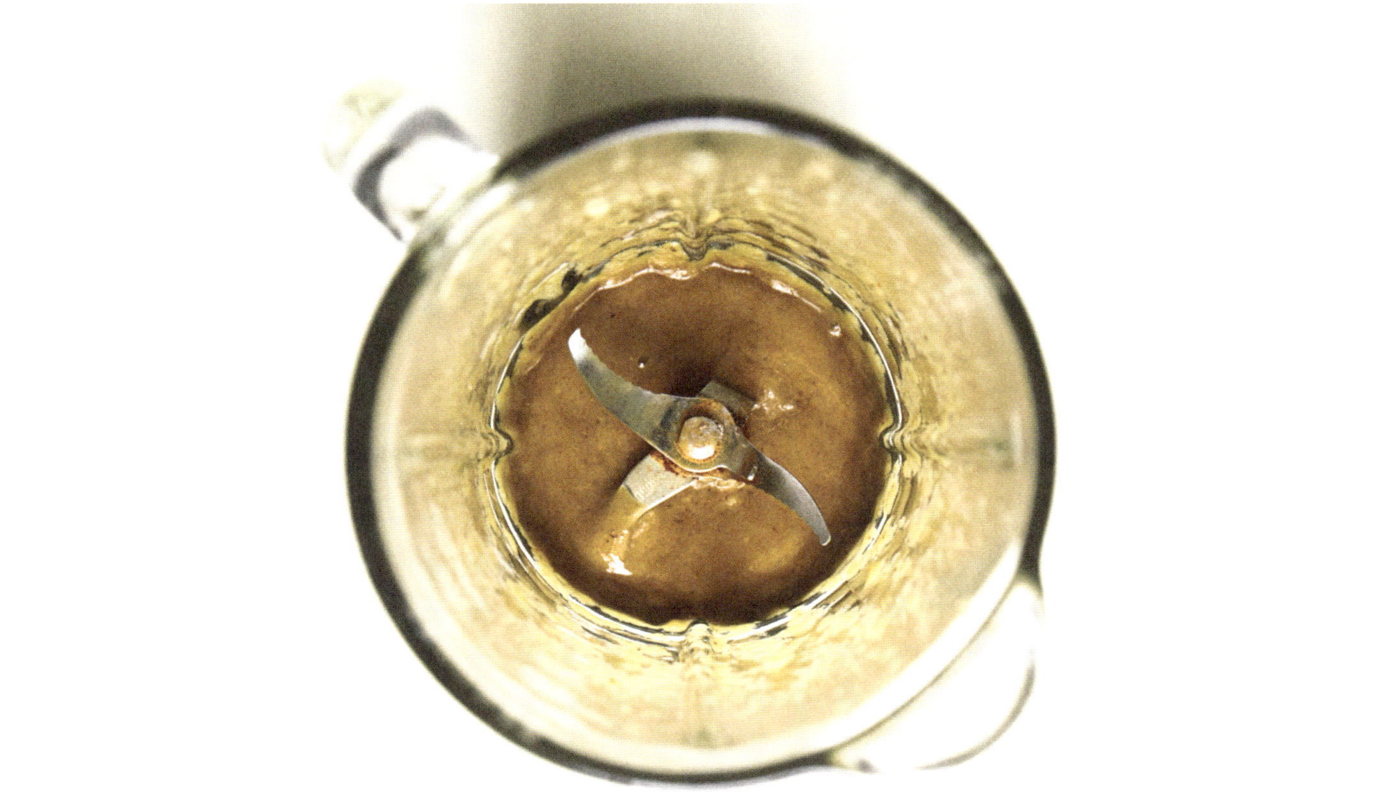

Gel douche
TOUT DOUX À L'HUILE DE COCO

PRÉPARATION : 10 MIN

Nettoyez votre peau en profondeur tout en la laissant soyeuse, lisse et hydratée ! Le secret de ce gel ? L'huile de coco, naturellement antibactérienne et antifongique, excellent hydratant et qui sent délicieusement bon !

INGRÉDIENTS

120 ml d'huile de coco

10 à 15 gouttes d'huile essentielle (orange, bois de cèdre, tea tree, sauge ou menthe poivrée)

1 cuil. à café de vitamine E (en parapharmacie)

120 ml de savon neutre

MATÉRIEL

1 petite casserole

1 mini-fouet

1 mini-entonnoir

1 flacon en verre ou en plastique (300 à 400 ml)

Préparation

Dans une petite casserole, faites fondre l'huile de coco. Hors du feu, ajoutez votre huile essentielle préférée et la vitamine E. Mélangez bien avec un mini-fouet. Versez progressivement le savon neutre tout en remuant doucement. Transférez dans un flacon en verre ou en plastique.

Utilisation

Agitez bien avant chaque utilisation et utilisez en savon sur le corps.

Conservation

Vous pouvez conserver ce gel lavant 3 mois maximum à température ambiante.

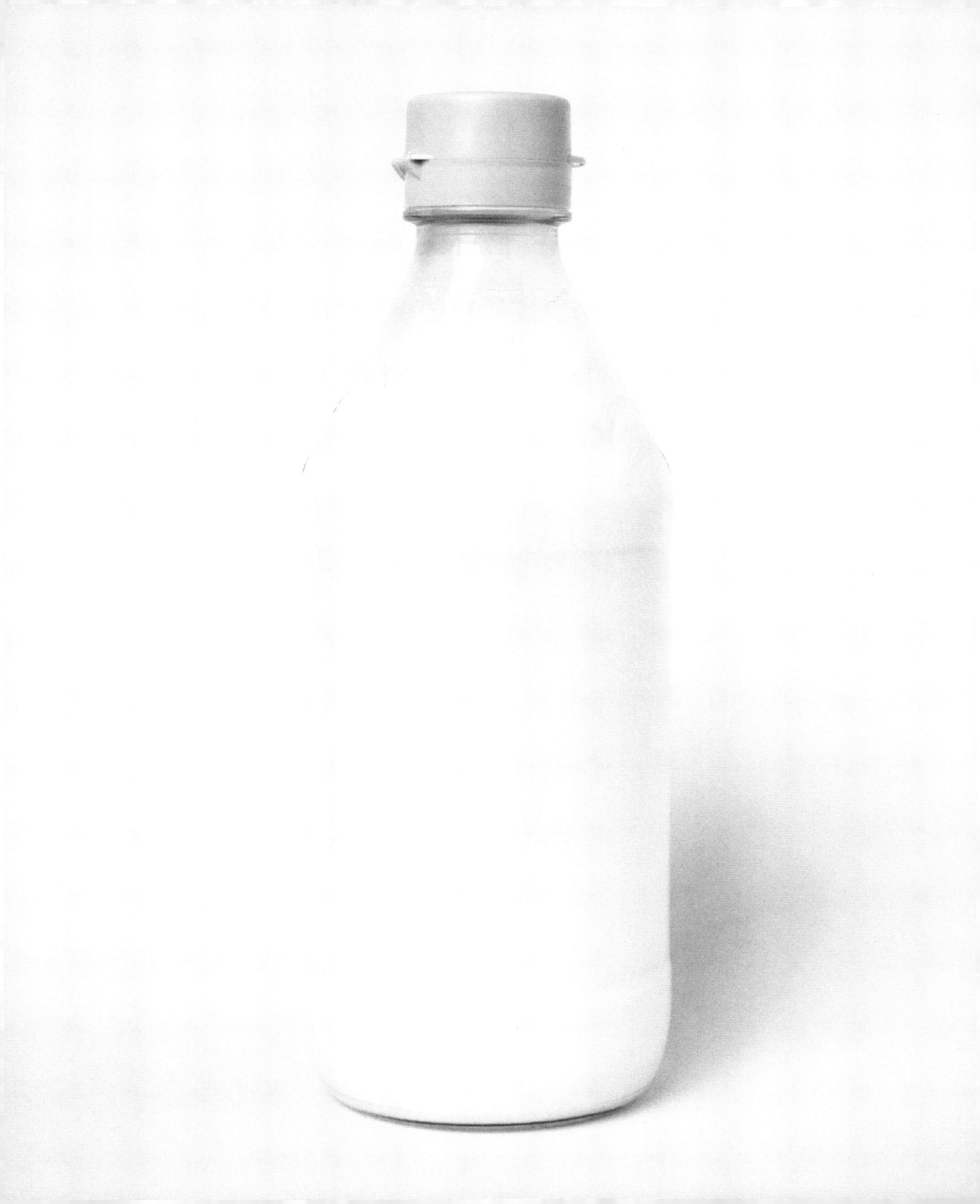

Gommage anti-cellulite
AU CAFÉ ET AU SUCRE BRUN

PRÉPARATION : 5 MIN

Ce gommage pour le corps exfolie la peau et prévient l'apparition de la cellulite. L'huile de coco adoucit la peau et la caféine limite le stockage des graisses et aide à réduire la cellulite. Tous deux sont riches en antioxydants, qui préviennent le vieillissement cutané. Je suis tombée amoureuse de ce soin simplissime qui rend la peau ferme et lisse ! Son odeur incroyablement gourmande (particulièrement si vous aimez le café) est très agréable lors d'un gommage matinal et c'est également un excellent désodorisant naturel !

INGRÉDIENTS

100 ml d'huile de coco

40 g de sucre brun

40 g de marc de café (ou de café moulu)

1 pincée de vanille en poudre (ou extrait)

1 pincée de cannelle en poudre

MATÉRIEL

1 bol

1 mini-fouet

1 cuillère à café

1 bocal hermétique (200 ml)

Préparation

Dans un bol, mélangez l'huile de coco (si elle est solide, faites-la fondre au préalable à feu doux dans une casserole) avec le sucre brun, le marc de café, la vanille et la cannelle. Mélangez bien avec un mini-fouet, puis transvasez dans un bocal hermétique.

Utilisation

Appliquez délicatement sur votre corps 1 à 2 fois par semaine sous la douche, rincez, puis lavez-vous. Secouez bien avant chaque utilisation.

Conservation

Ce gommage se conserve 2 à 3 semaines à température ambiante. S'il se solidifie, passez le contenant sous l'eau chaude afin de faire fondre l'huile de coco.

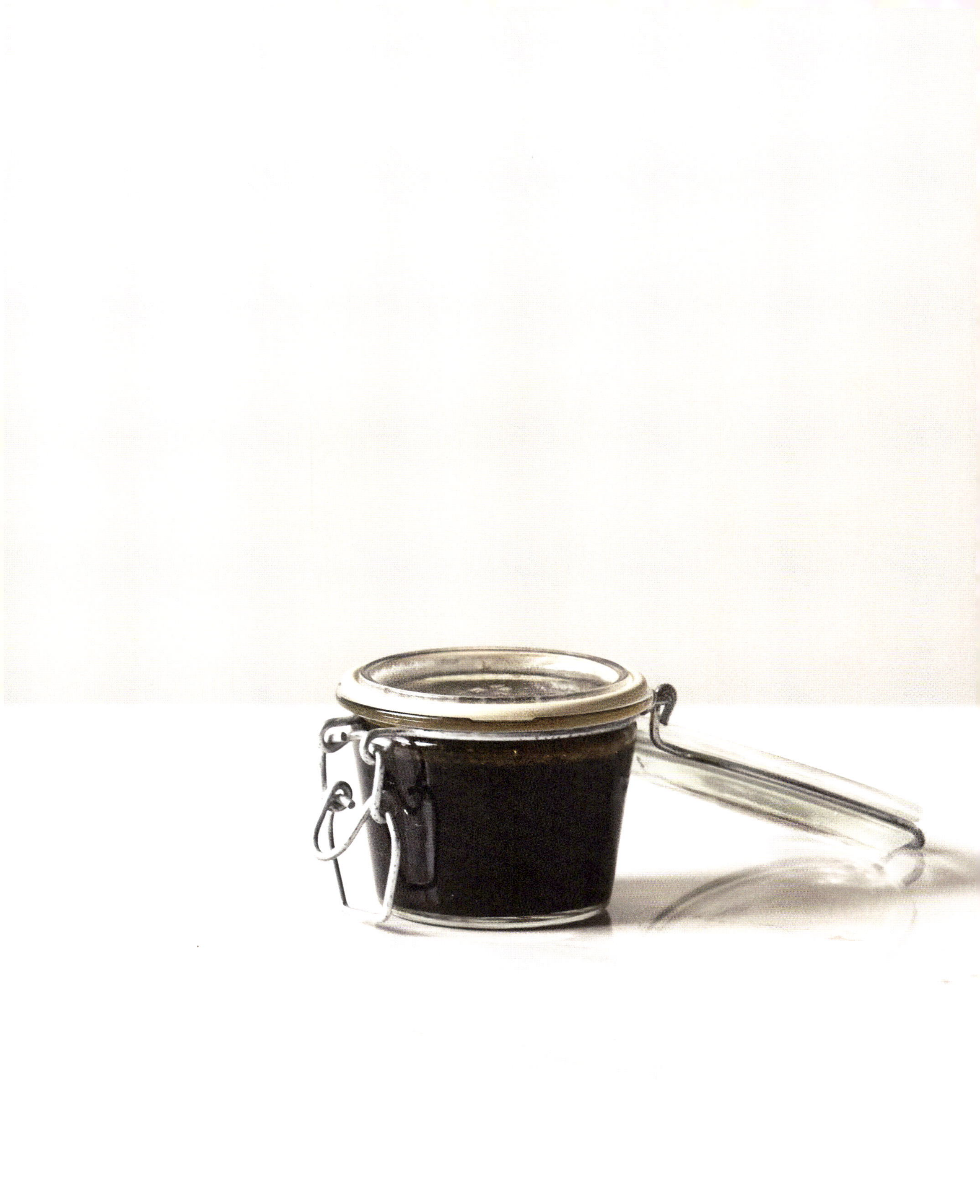

Dentifrice
BLANCHEUR NATURELLE

PRÉPARATION : 5 MIN

INGRÉDIENTS

1 cuil. à café de curcuma en poudre

2 cuil. à café d'huile de coco

MATÉRIEL

1 petit ramequin

1 petit pot (ou un tube facile à remplir)

1 cuillère à café

1 brosse à dents

Cette préparation risque de tacher votre brosse à dents, mais le résultat vous le fera oublier ! Alternative idéale aux dentifrices aux substances chimiques, cette pâte vous assurera une parfaite hygiène bucco-dentaire au quotidien et surtout de belles dents blanches ! Incroyable, non ?

Préparation

Mélangez avec une cuillère l'huile de coco (si elle est solide, faites-la fondre au préalable à feu doux dans une casserole) et le curcuma dans un petit ramequin jusqu'à l'obtention d'une pâte crémeuse et homogène. Laissez refroidir et figer la préparation.

Utilisation

Appliquez la pâte sur votre brosse à dents et brossez-vous les dents comme d'habitude !

Conservation

Se conserve 1 mois dans un pot (ou un tube) fermé à température ambiante. Si l'huile de coco s'est solidifiée, passez le contenant sous l'eau chaude.

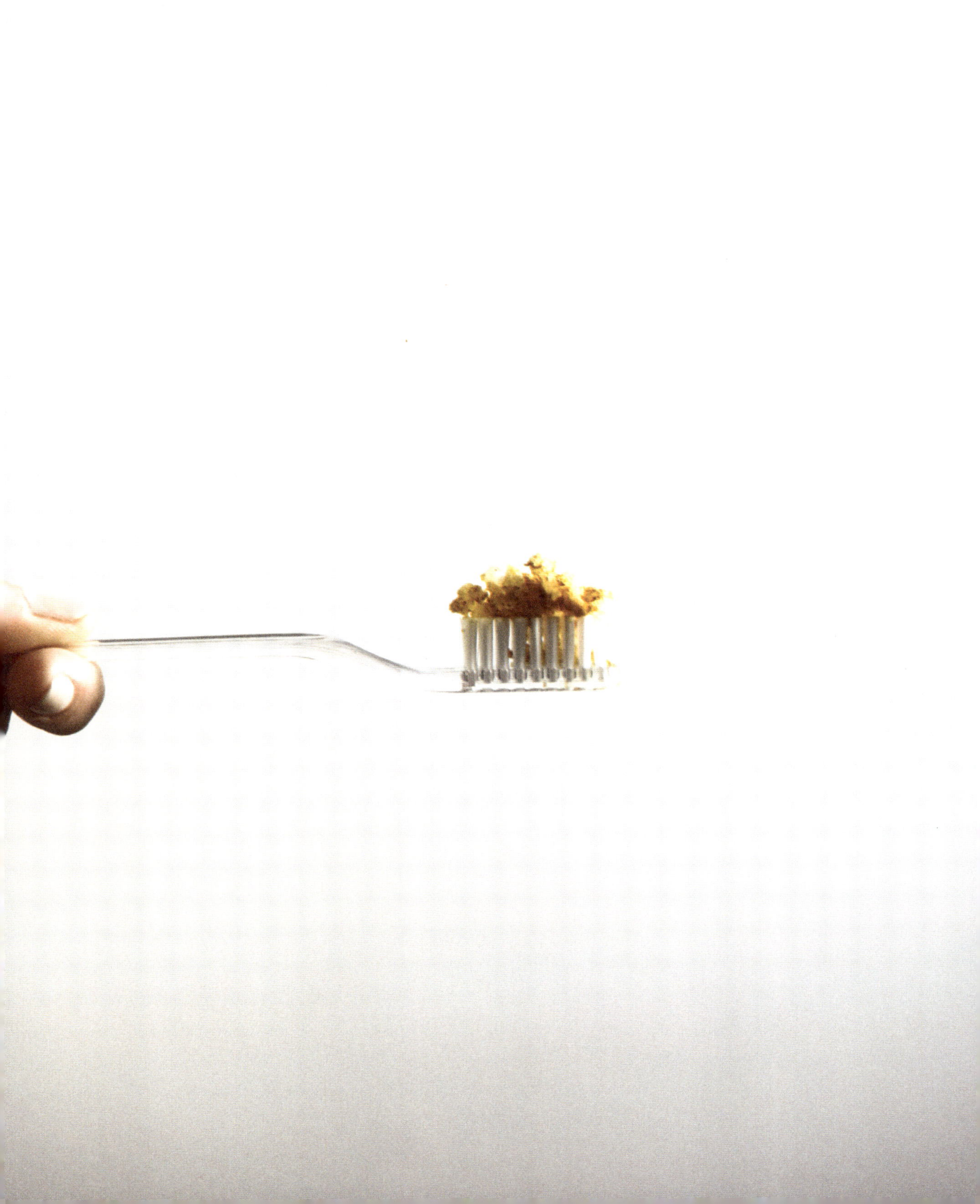

Gel lavant mains
EXFOLIANT À LA LAVANDE

PRÉPARATION : 15 MIN

Un savon simple, pour se laver les mains tous les jours sans les abîmer. Une base de savon neutre et un délicieux mélange d'huiles végétales et d'huiles essentielles pour des mains toutes douces même l'hiver !

INGRÉDIENTS

120 ml de savon neutre

120 ml d'eau déminéralisée

1 cuil. à soupe d'huile de vitamine E

1 cuil. à soupe d'huile d'amande douce (ou de jojoba)

15 gouttes d'huile essentielle de tea tree (arbre à thé)

5 à 10 gouttes d'huile essentielle de lavande

1 cuil. à soupe de fleurs de lavande séchées (facultatif)

MATÉRIEL

1 bocal

1 mortier et pilon

1 distributeur de savon à pompe (300 ml)

Préparation

Dans un bocal, versez tout d'abord l'eau, le savon, puis toutes les huiles (vitamine E, amande douce, huile essentielle de tea tree, huile essentielle de lavande). Réduisez la lavande séchée en poudre dans le mortier et ajoutez-la au mélange. Refermez et secouez bien le bocal pour amalgamer les ingrédients.

Utilisation

Transférez dans un distributeur de savon et agitez avant chaque utilisation. Pulvérisez une petite quantité sur vos mains et lavez-les avant de les rincer à l'eau.

Conservation

Ce gel lavant se conserve 2 à 3 semaines à température ambiante.

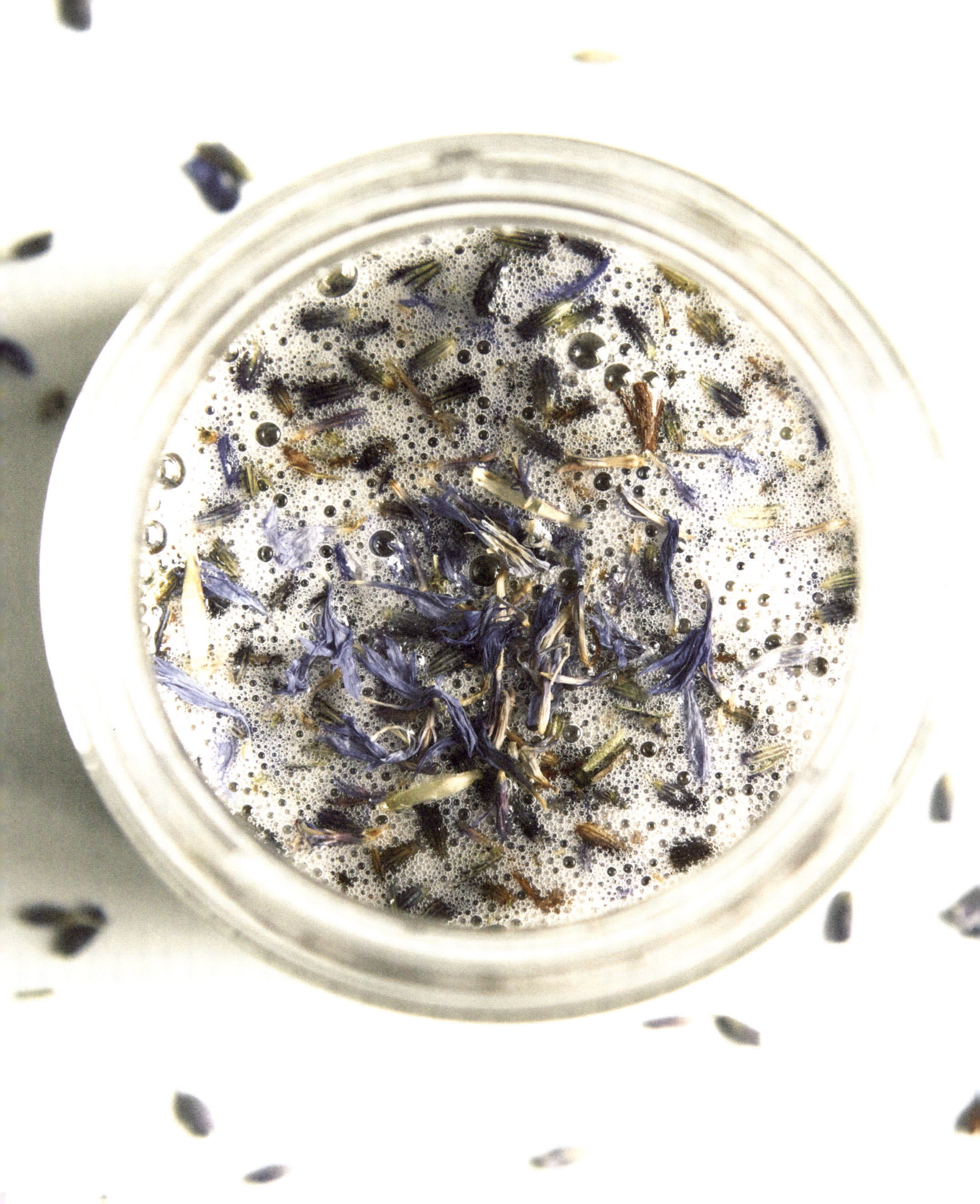

Soin réparateur
POUR LES MAINS ET LES ONGLES

PRÉPARATION : 5 MIN
APPLICATION : 20 MIN

L'huile d'avocat, grâce à son pouvoir émollient, permet de repousser en douceur les cuticules (indispensable pour faire durer plus longtemps vos manucures !). Après ce premier soin, on applique un masque « mains douces » pour hydrater en profondeur. Adieu, mains sèches qui tiraillent et rougissent ! Bonjour souplesse et éclat !

INGRÉDIENTS

2 cuil. à soupe d'huile d'avocat

1/2 avocat mûr

1 blanc d'œuf bio très frais

2 cuil. à soupe de flocons d'avoine

1 cuil. à soupe de jus de citron

MATÉRIEL

1 petit bol

1 bâtonnet en bois repousse-cuticules

1 fourchette

Préparation

1re étape : trempez vos mains dans un petit bol rempli d'eau chaude et appliquez de l'huile d'avocat sur les cuticules. Laissez reposer pendant 5 minutes et repoussez délicatement les cuticules avec le bâtonnet en bois.

2e étape (mains douces) : dans un petit bol, écrasez la chair de l'avocat à la fourchette, ajoutez le blanc d'œuf, les flocons d'avoine et le jus de citron. Mélangez avec la fourchette.

Utilisation

Appliquez sur les mains en les massant pendant 15 minutes, puis rincez.

Conservation

Appliquez le masque « mains douces » immédiatement après l'avoir préparé. Il ne se conserve pas.

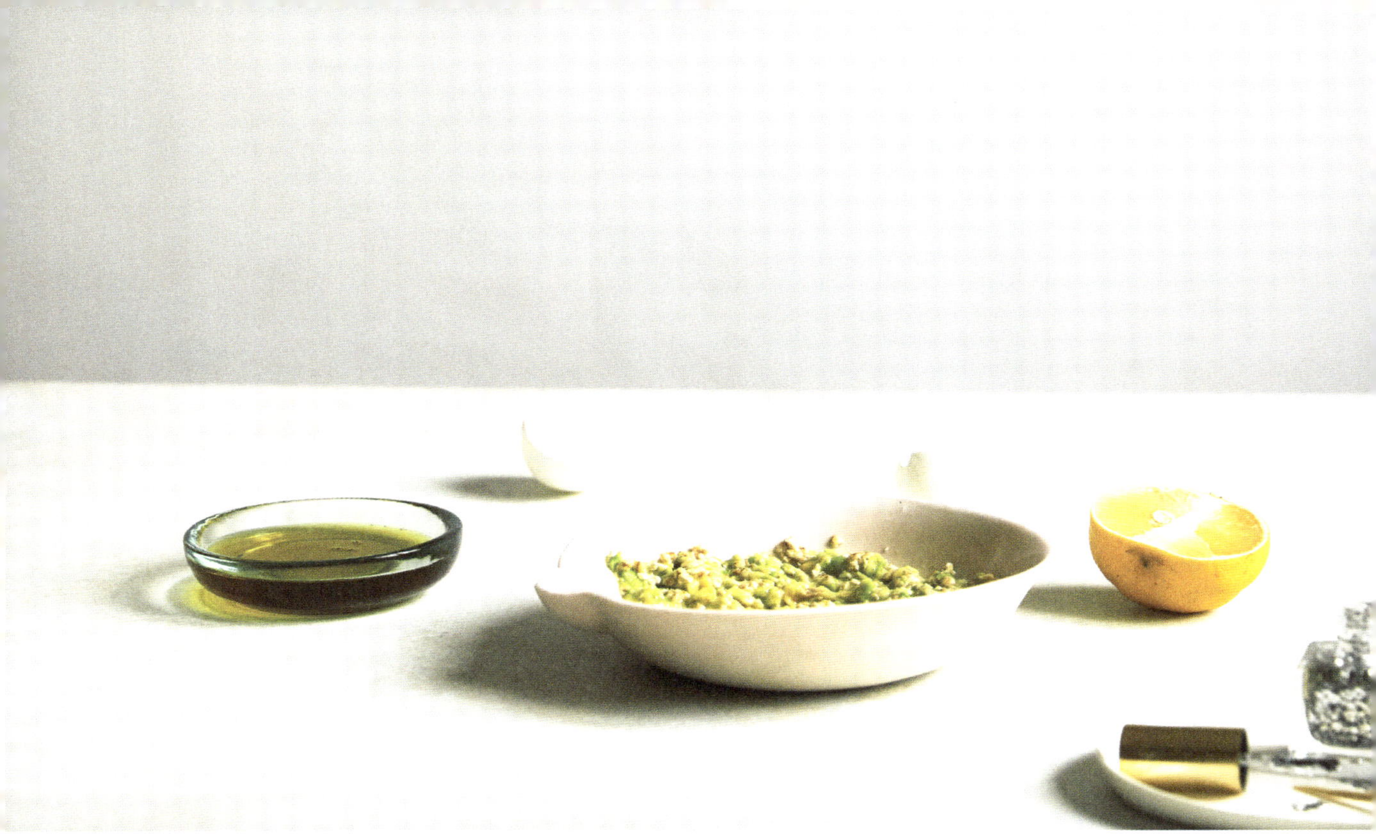

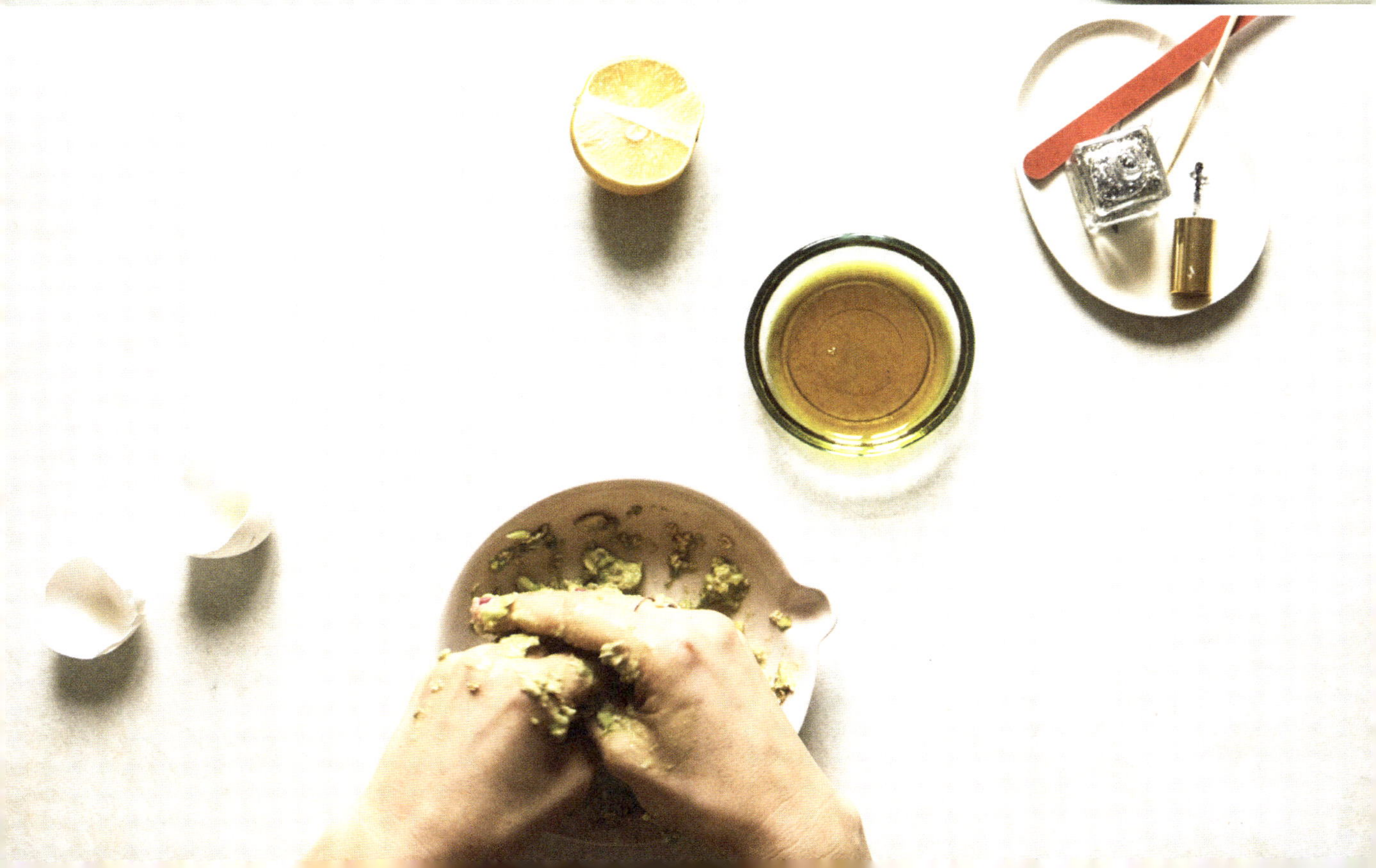

Green mask

CHEVEUX PLUS LONGS

PRÉPARATION : 10 MIN
APPLICATION : 30 MIN

Ce masque au thé vert stimule la croissance de vos cheveux et prévient leur perte. Utilisez ce traitement 2 fois par semaine pour rendre vos cheveux plus forts et stimuler leur pousse.

INGRÉDIENTS

1 cuil. à café de poudre matcha

1 cuil. à soupe d'huile de coco

1 œuf bio très frais

MATÉRIEL

1 petite casserole

1 bol

1 mini-fouet

Préparation

Dans un bol, mélangez l'huile de coco (faites-la fondre au préalable quelques minutes dans une petite casserole si elle est solide) avec la poudre de thé vert matcha et l'œuf. Battez avec un mini-fouet jusqu'à l'obtention d'un mélange homogène.

Utilisation

Appliquez le masque abondamment sur vos cheveux. Laissez-le agir pendant 30 minutes avant de rincer et de laver vos cheveux.

Conservation

Appliquez immédiatement le masque après l'avoir préparé.

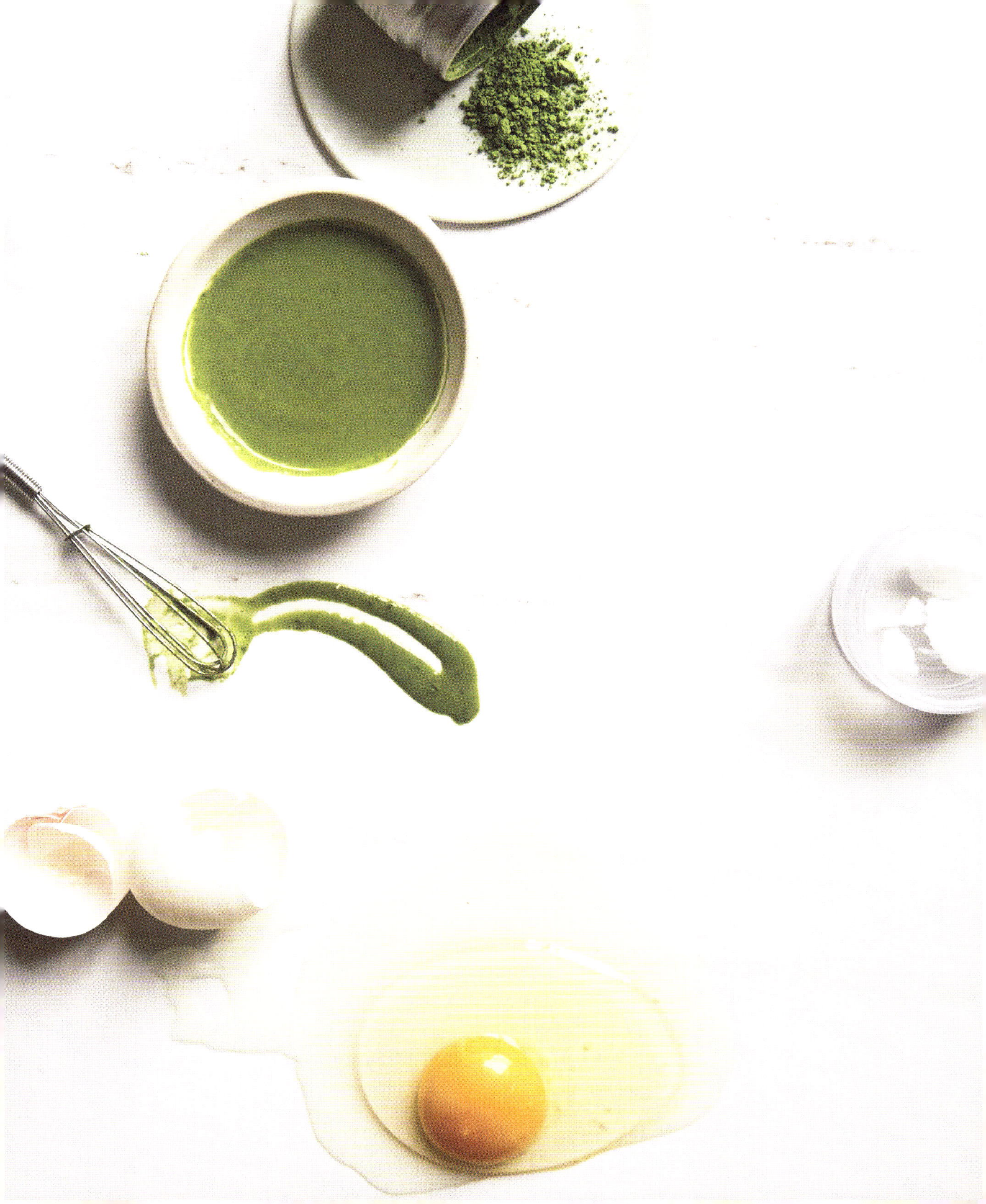

Soin nutrition intense
À LA MENTHE POIVRÉE

PRÉPARATION : 5 MIN
APPLICATION :
15 À 30 MIN

Un soin avec un ingrédient clé : l'huile essentielle de menthe poivrée. Pleine de nutriments et de minéraux pour les cheveux, elle soulage un cuir chevelu sec, stimule la croissance des cheveux et leur donne une belle brillance.

INGRÉDIENTS

2 cuil. à soupe d'huile de coco

1 cuil. à soupe d'huile de jojoba

3 à 5 gouttes d'huile essentielle de menthe poivrée (à défaut, de lavande, de romarin ou de géranium)

MATÉRIEL

1 petit bol

1 mini-fouet

1 cuillère à café

1 petit pot (40 à 50 ml)

Préparation

Utilisez de l'huile de coco à l'état solide. Si votre huile de coco est liquide, placez-la au réfrigérateur pendant quelques minutes jusqu'à ce qu'elle se solidifie.

Déposez l'huile de coco dans un petit bol et battez avec un mini-fouet pour créer une texture crémeuse, ajoutez l'huile de jojoba et la menthe poivrée, mélangez bien jusqu'à obtenir une préparation homogène. Transvasez dans un pot.

Utilisation

Appliquez le mélange sur vos cheveux, des racines aux extrémités, en insistant sur les zones sèches. Pour un soin encore plus intense, couvrez vos cheveux avec un bonnet de douche après l'application du soin et chauffez au sèche-cheveux. Laissez poser 15 à 30 minutes, puis lavez vos cheveux. Utilisez ce masque 1 fois par semaine.

Conservation

Ce soin peut se conserver 2 à 3 semaines à température ambiante.

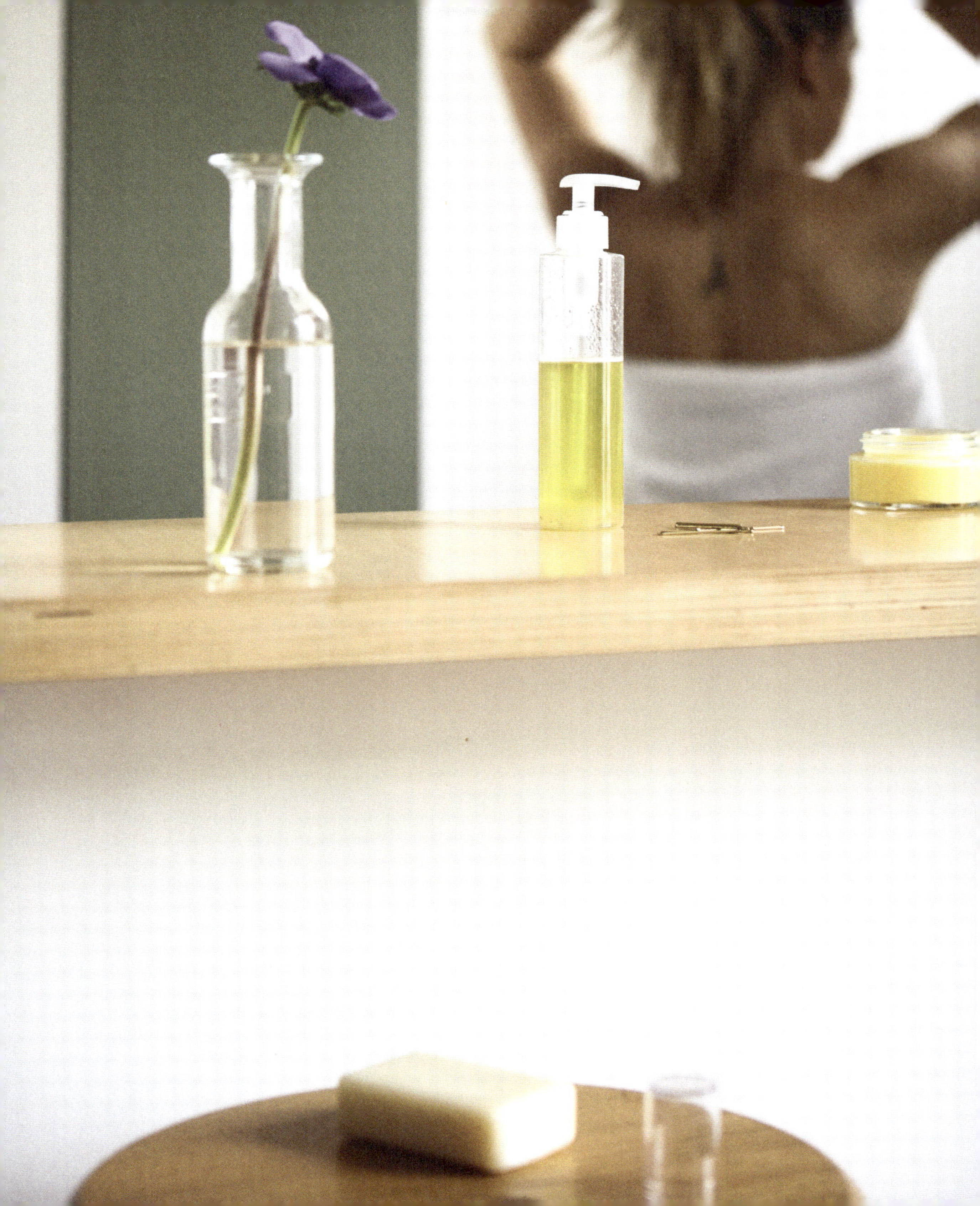

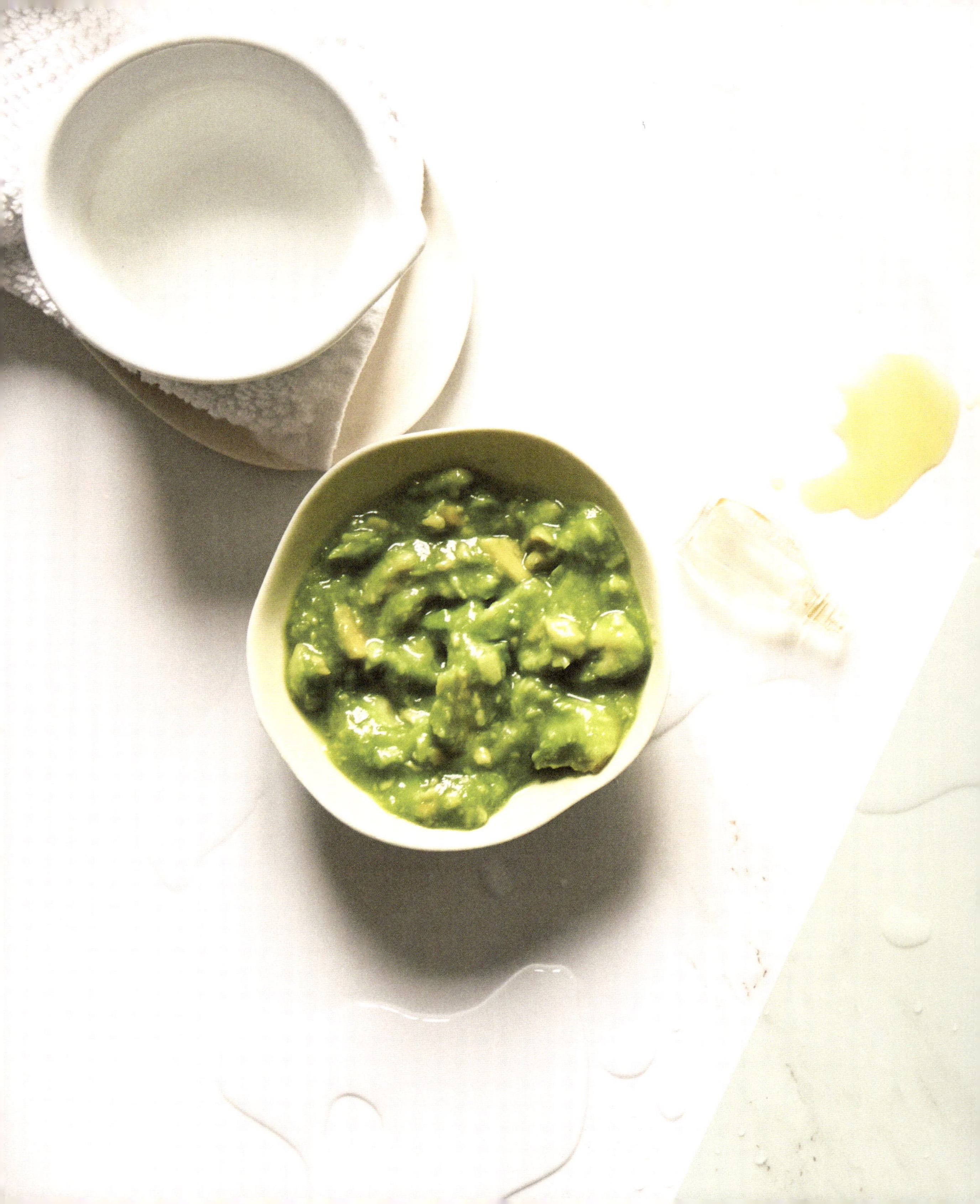

Masque
ANTIPELLICULAIRE À L'HUILE D'ARGAN ET AU TEA TREE

Dans cette recette de masque capillaire, l'hydratation puissante de l'avocat est combinée aux vertus de deux des meilleures huiles hydratantes et cicatrisantes. L'huile d'argan, extrêmement riche en acides gras et en vitamine E, rend les cheveux plus soyeux, plus doux et plus brillants. L'huile essentielle de tea tree (arbre à thé) est un traitement antiseptique, antibiotique et antifongique, c'est une alternative naturelle pour traiter les problèmes de cuir chevelu.

PRÉPARATION : 5 MIN - APPLICATION : 15 MIN

1 avocat mûr • 10 gouttes d'huile d'argan • 2 cuil. à soupe de miel • 2 gouttes d'huile essentielle de tea tree

MATÉRIEL : 1 petit bol • 1 fourchette • 1 mini-fouet • 1 cuillère à soupe

Préparation

Dans un petit bol, écrasez la chair de l'avocat avec une fourchette jusqu'à ce qu'il n'y ait plus de gros morceaux. Ajoutez les gouttes d'huile d'argan, le miel et l'huile essentielle de tea tree (attention, l'huile d'arbre à thé a un parfum très puissant, donc intégrez les gouttes très délicatement). Mélangez avec un mini-fouet jusqu'à ce que la texture soit lisse et crémeuse.

Utilisation

Appliquez le masque directement sur le cuir chevelu, massez doucement avec vos doigts. Laissez reposer sur vos cheveux pendant 15 minutes, puis rincez abondamment. Faites votre shampoing et après-shampoing habituels.

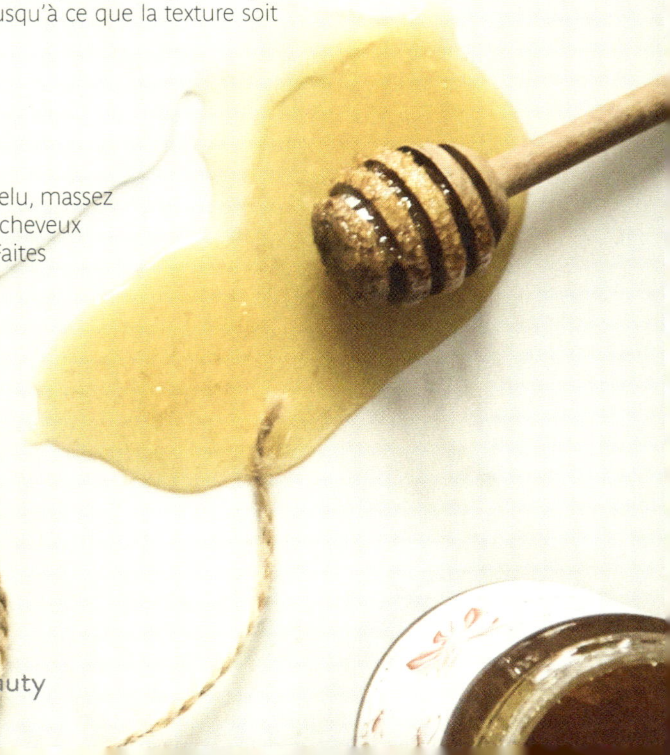

Body scrub
À L'ORANGE ET À LA MANGUE

PRÉPARATION : 10 MIN

Dans ce gommage, le sucre exfolie la peau en douceur et les vertus combinées de la noix de coco, de la mangue et de l'orange nourrissent la peau en profondeur. Un pur moment de détente…

INGRÉDIENTS

1/2 mangue

250 g de sucre blond ou brun

120 ml d'huile de coco

2 cuil. à soupe de jus d'orange fraîchement pressé

MATÉRIEL

1 blender

1 petit bol

1 mini-fouet

1 presse-agrumes

Préparation

Pelez, puis coupez la mangue en petits morceaux, déposez-la dans le bol d'un blender et réduisez en purée. Avec un mini-fouet, mélangez le sucre avec l'huile de coco fondue dans un petit bol. Incorporez le jus d'orange et la purée de mangue.

Utilisation

Appliquez sur le corps sous la douche avant de vous laver.

Conservation

Appliquez immédiatement le gommage après l'avoir préparé.
Les quantités sont prévues pour un seul usage, mais s'il vous en reste, vous pouvez le conserver 3 jours au réfrigérateur.

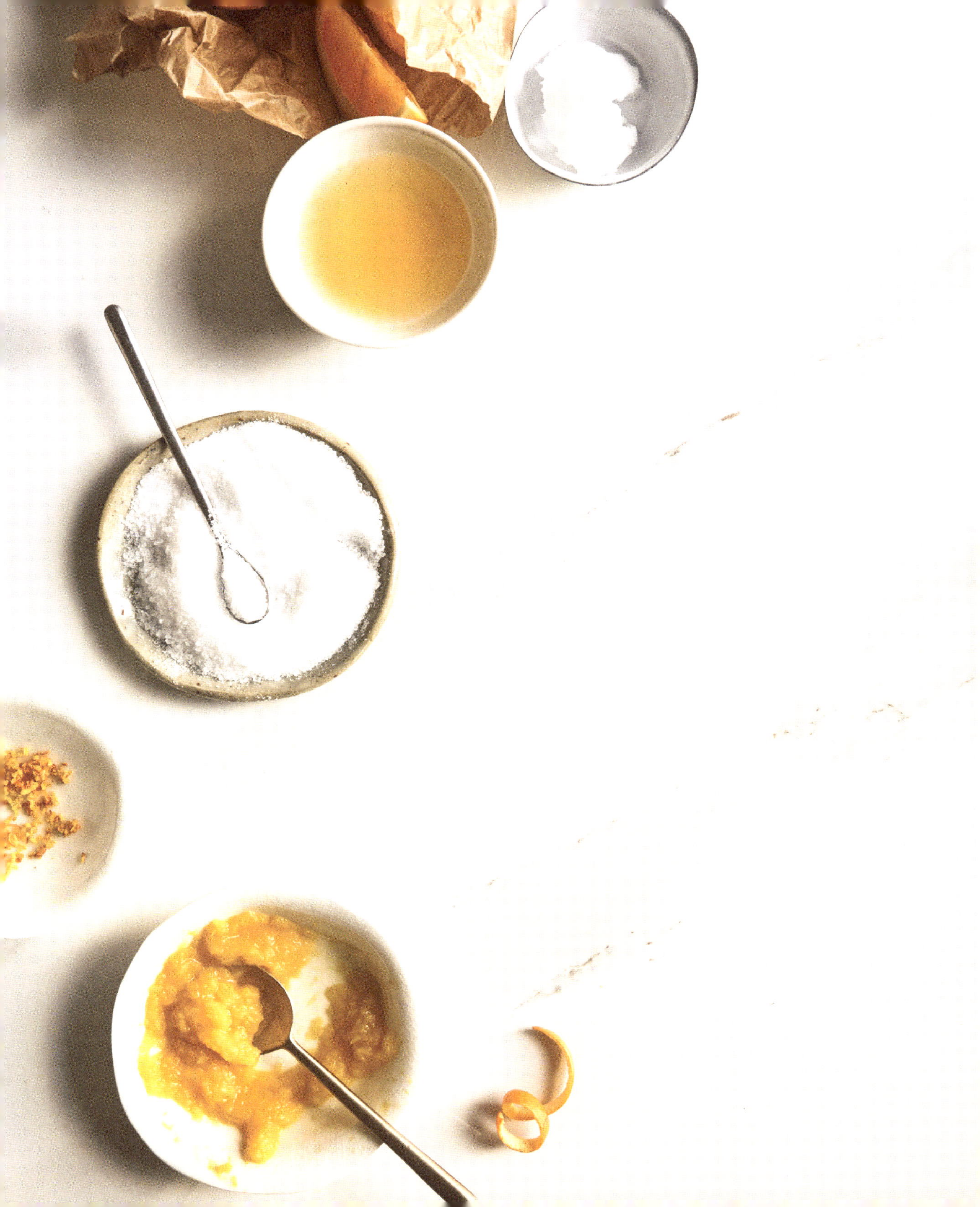

Body oil
ROSE ET AMANDE DOUCE

PRÉPARATION : 10 MIN
REPOS : 1 SEMAINE

Profitez d'un bouquet de roses le plus longtemps possible !
Pour « prolonger » leur vie, essayez cette recette d'huile pour le corps parfaite pour les peaux sèches et irritées.

INGRÉDIENTS

2 à 3 roses non traitées

240 ml d'huile d'amande douce

MATÉRIEL

1 pot en verre

1 cuillère en bois

1 passoire

Préparation

Déposez les pétales de rose dans un pot en verre, écrasez-les un peu avec une cuillère en bois, puis versez l'huile dessus. Laissez le mélange reposer pendant 1 semaine. Filtrez à l'aide d'une passoire. Nettoyez le pot et reversez l'huile purifiée à l'intérieur.

Utilisation

Appliquez sur le corps en sortant de la douche.

Conservation

À l'abri de la chaleur et de la lumière, cette huile peut être conservée pendant 1 an ou plus.

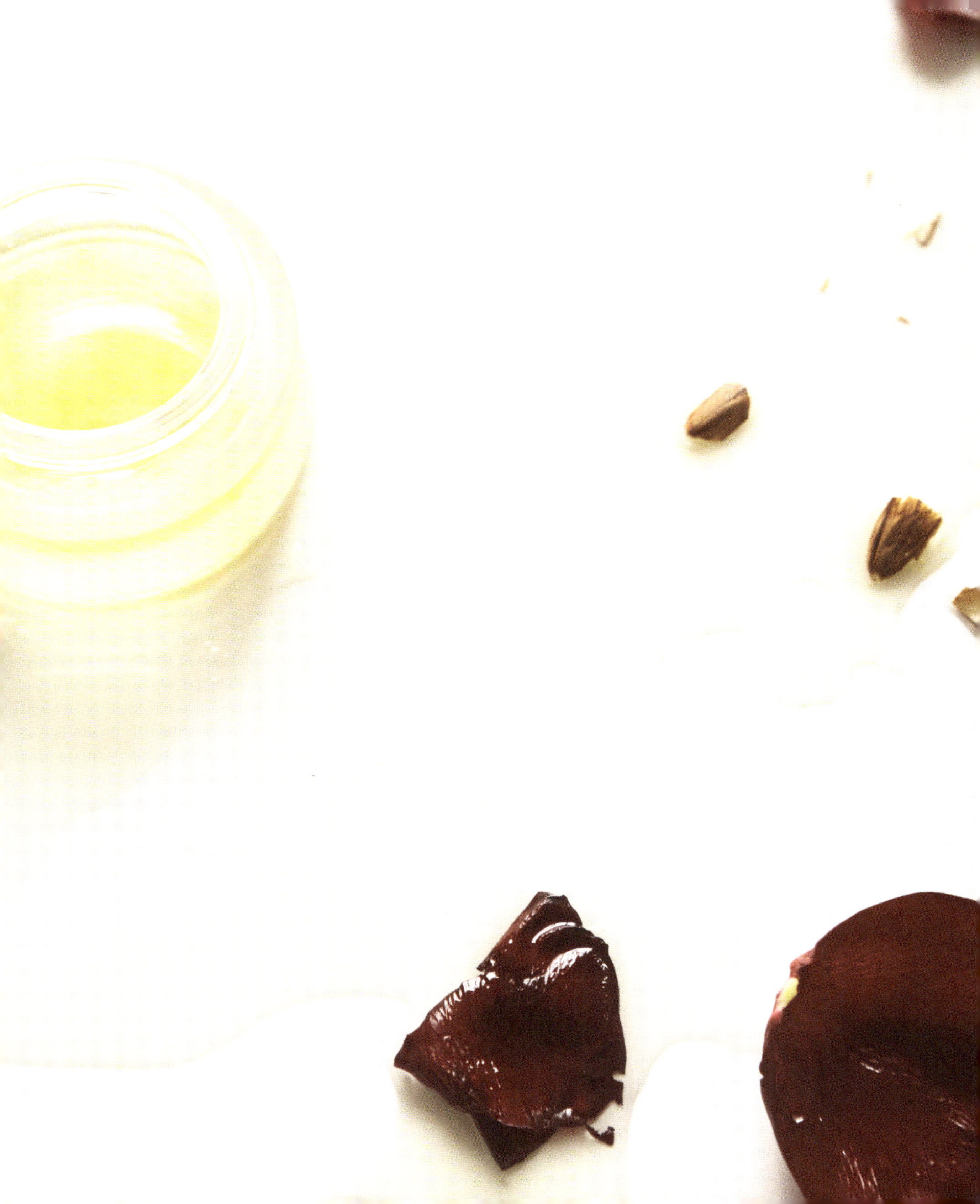

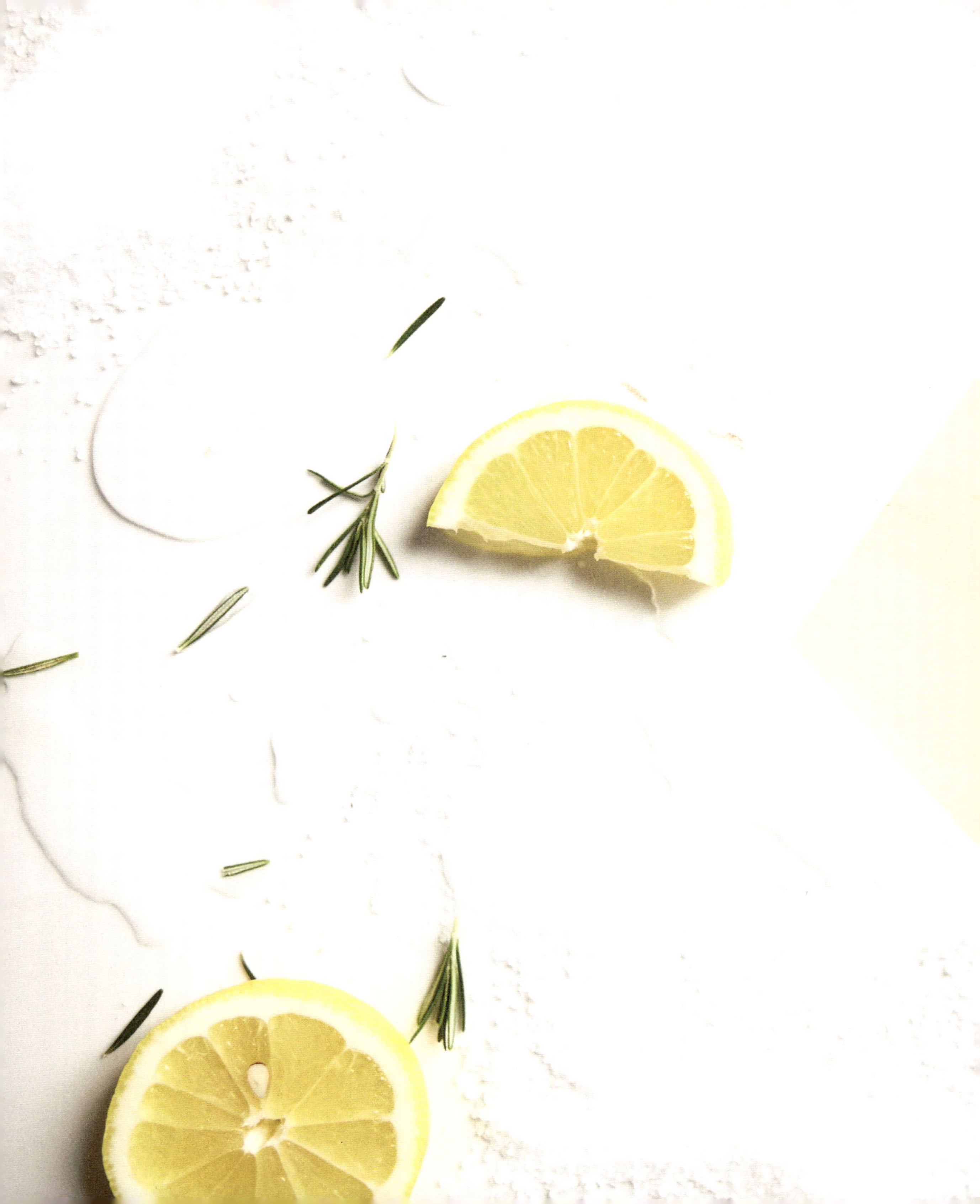

Bain pour pieds fatigués
AU CITRON ET AU ROMARIN

Le romarin combat la fatigue et aide à nettoyer la peau. Le citron, lui, est bien connu pour ses bienfaits détoxifiants et sa richesse en antioxydants. Le sel d'Epsom est idéal pour soulager les douleurs, notamment musculaires. Le bicarbonate de soude est hydratant et naturellement exfoliant. La combinaison de ces quatre ingrédients avec de l'eau chaude soulagera vos pieds fatigués et détendra votre corps ainsi que votre esprit.

PRÉPARATION : 10 MIN - APPLICATION : 15 À 30 MIN

2 citrons • quelques brins de romarin frais • 130 g de sel d'Epsom • 45 g de bicarbonate de soude
MATÉRIEL : 1 grande casserole • 1 bassine assez large pour vos pieds

Préparation

Portez à ébullition 2 litres d'eau dans une grande casserole et ajoutez le romarin. Laissez bouillir 5 minutes, pour que le romarin infuse dans l'eau. Retirez du feu.

Déposez les citrons coupés en rondelles dans un récipient assez grand pour vos pieds, saupoudrez de sel d'Epsom et de bicarbonate de soude. Versez l'eau chaude avec le romarin, et laissez refroidir jusqu'à pouvoir tremper vos pieds.

Utilisation

Faites tremper vos pieds dans le mélange pendant 15 à 30 minutes

Bain floral
AYURVÉDIQUE

PRÉPARATION : 10 MIN
APPLICATION : 15 MIN

Profitez du bonheur absolu qu'est ce bain parfumé, les pétales de rose sont un des éléments clés de la médecine ayurvédique pour calmer, clarifier et apaiser l'esprit et le corps.

INGRÉDIENTS

2 tasses de pétales de rose

2 tasses de sel rose de l'Himalaya

2 tasses de sel d'Epsom

1 tasse de bicarbonate de soude

5 à 10 gouttes de glycérine

10 gouttes d'huile essentielle de rose

MATÉRIEL

1 grand pot avec couvercle

Préparation

Dans un pot assez large, mélangez le sel rose, le sel d'Epsom, le bicarbonate de soude et les pétales de rose. Ajoutez ensuite la glycérine et l'huile essentielle de rose.

Utilisation

Versez le mélange dans un bain chaud, glissez dans votre baignoire et détendez-vous pendant une quinzaine de minutes.

Conservation

Utilisez la préparation pour bain floral ayurvédique 1 à 2 jours après l'avoir préparée.

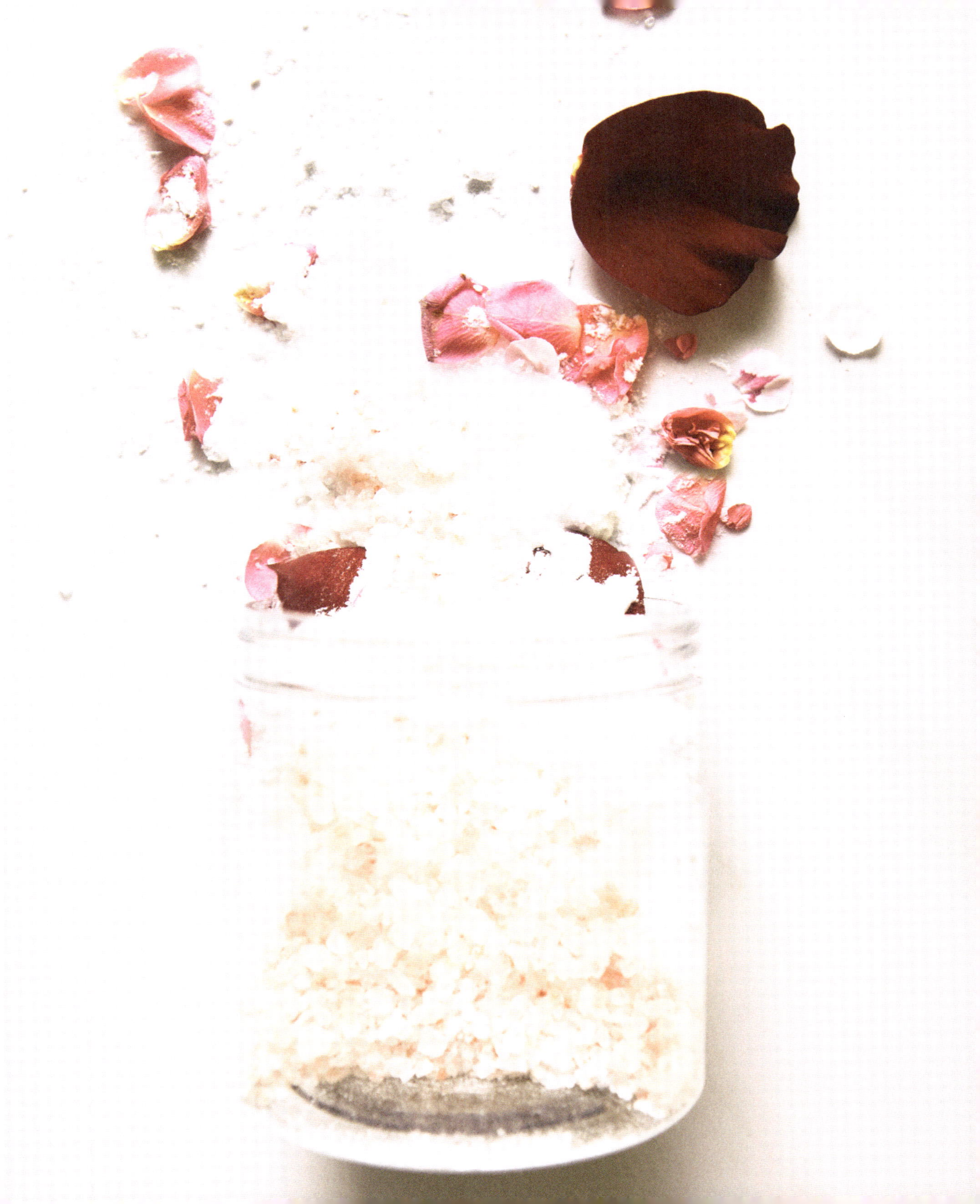

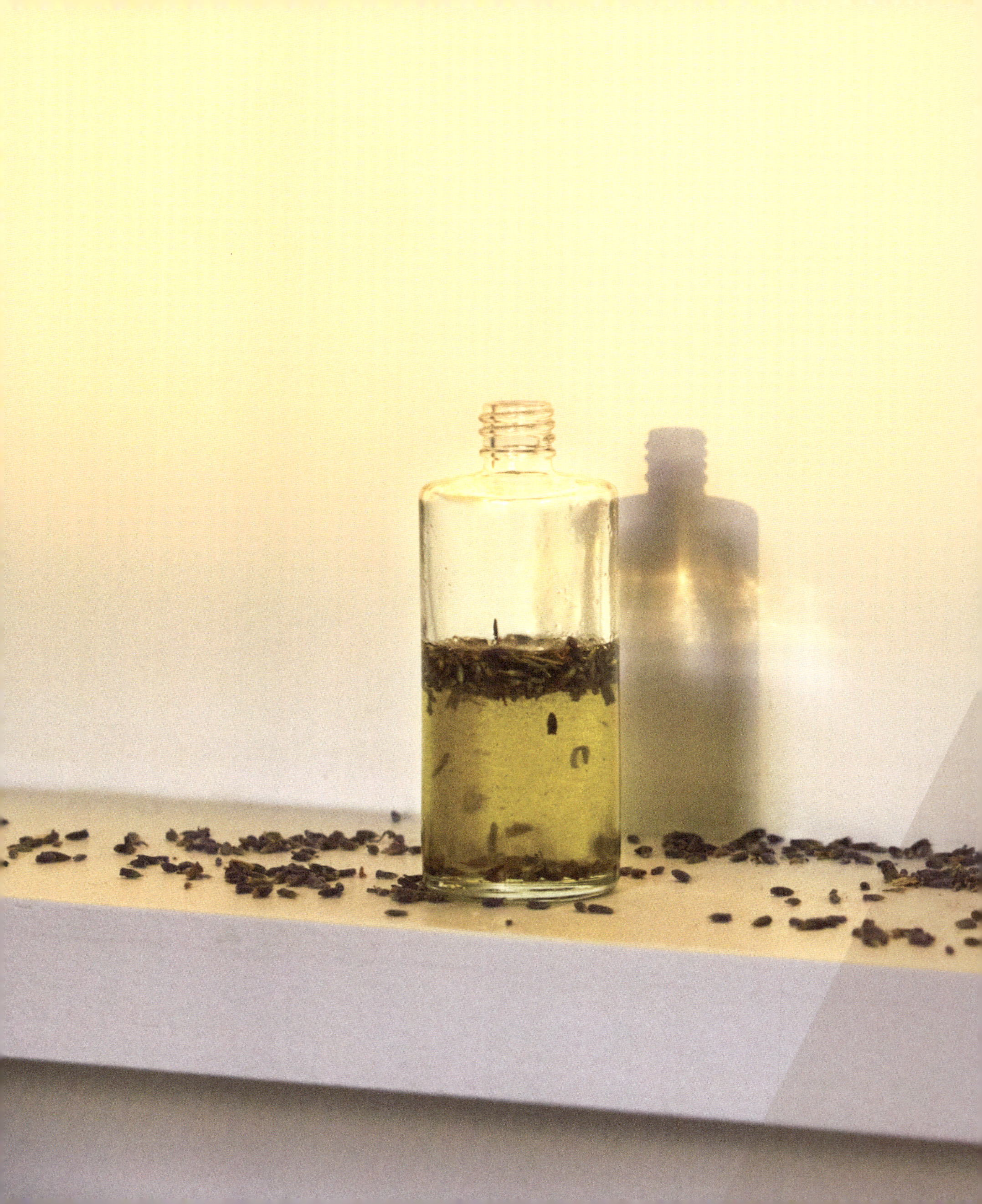

Huile nourrissante
INFUSÉE À LA LAVANDE

Nourrissez la peau de votre corps et même de votre visage, apaisez-la après un coup de soleil, favorisez une bonne cicatrisation, ou faites simplement une pause relaxante avec un massage grâce aux vertus de la lavande…

PRÉPARATION : 15 MIN - MACÉRATION 2 SEMAINES

fleurs de lavande séchées (prévoir une quantité importante selon la taille de votre pot) • 50 ml d'huile d'argan (ou un peu plus selon la taille de votre pot)

MATÉRIEL : 1 pot ou 1 bouteille en verre avec bouchon ou pompe • 1 mortier • 1 passoire

Préparation

Remplissez un pot en verre de fleurs de lavande et écrasez-les légèrement à l'aide d'un pilon ou du dos d'une cuillère. Versez l'huile d'argan sur les fleurs de façon à toutes les recouvrir : l'huile ne doit dépasser que de 1 ou 2 mm, sans quoi le parfum de lavande et ses propriétés seront faibles.

Refermez le pot et laissez macérer ce mélange pendant 2 semaines. Afin d'éviter les développements bactériens, vérifiez que tous les grains et feuilles de lavande restent toujours bien recouverts d'huile et évitez l'exposition en plein soleil.

Après 2 semaines de macération, votre huile devrait être bien parfumée (et même avoir changé de couleur !). Filtrez à l'aide d'une passoire. Nettoyez le pot et reversez l'huile purifiée à l'intérieur.

Utilisation

Appliquez sur le corps et le visage pour vous hydrater en profondeur.

Conservation

À l'abri de la chaleur et de la lumière, cette huile peut être conservée pendant 1 an ou plus.

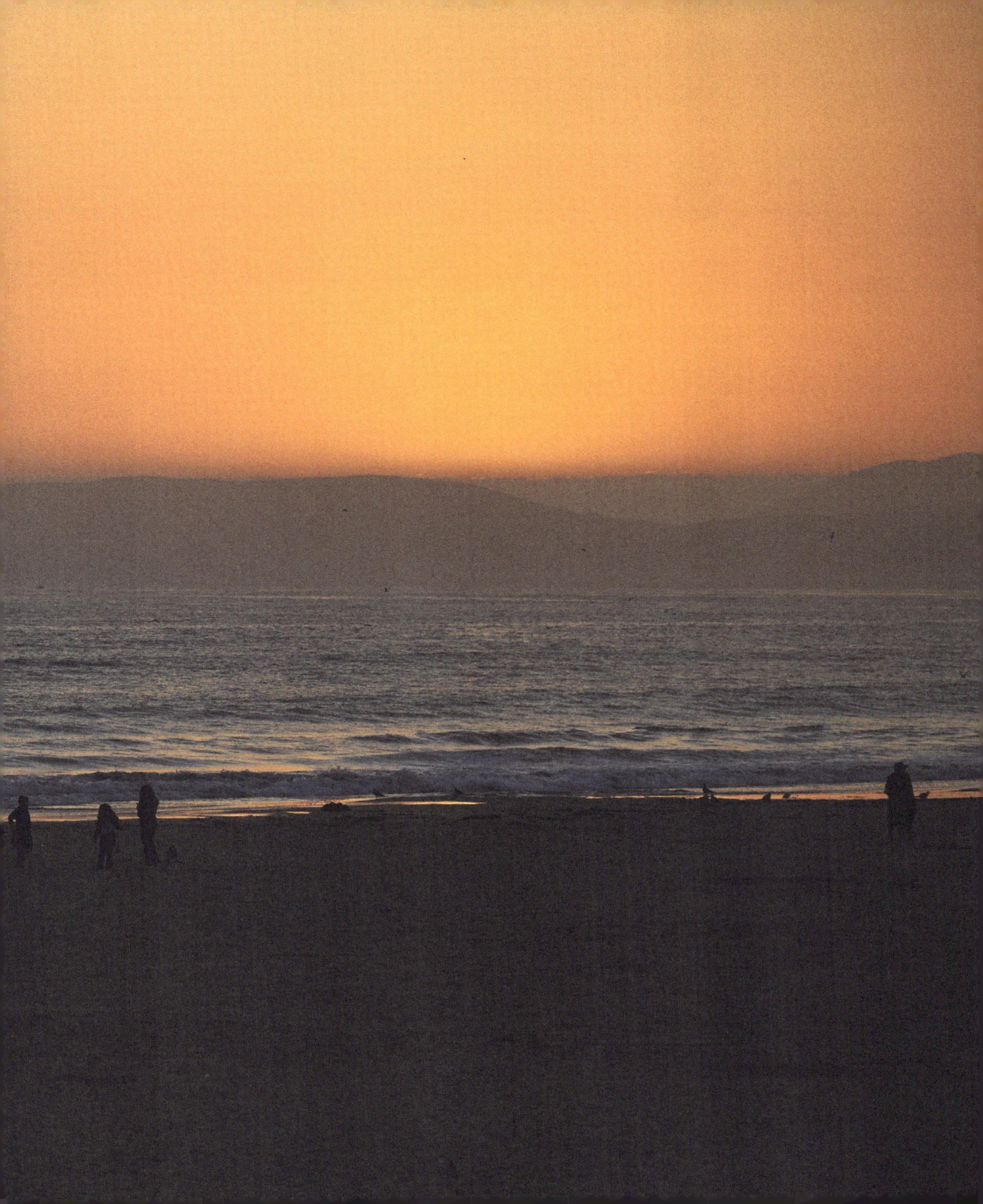

Index

Power Plates

Healthy drinks

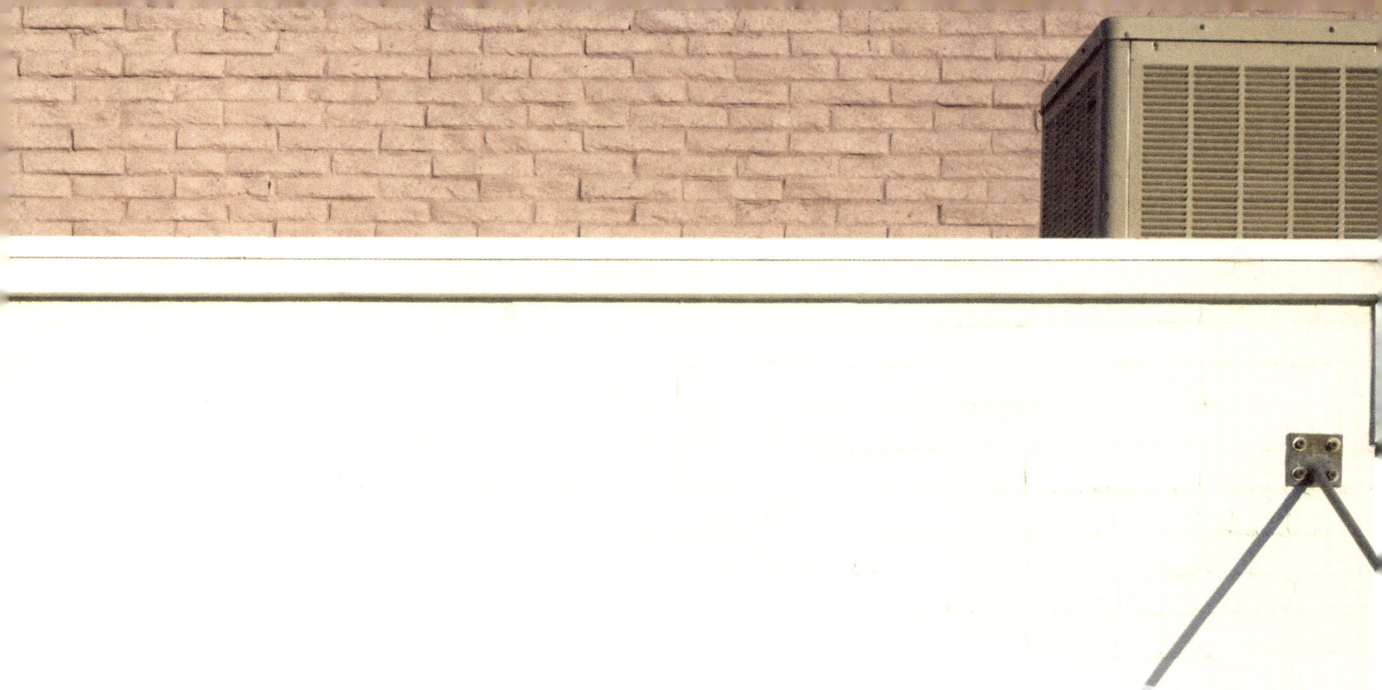

Natural beauty

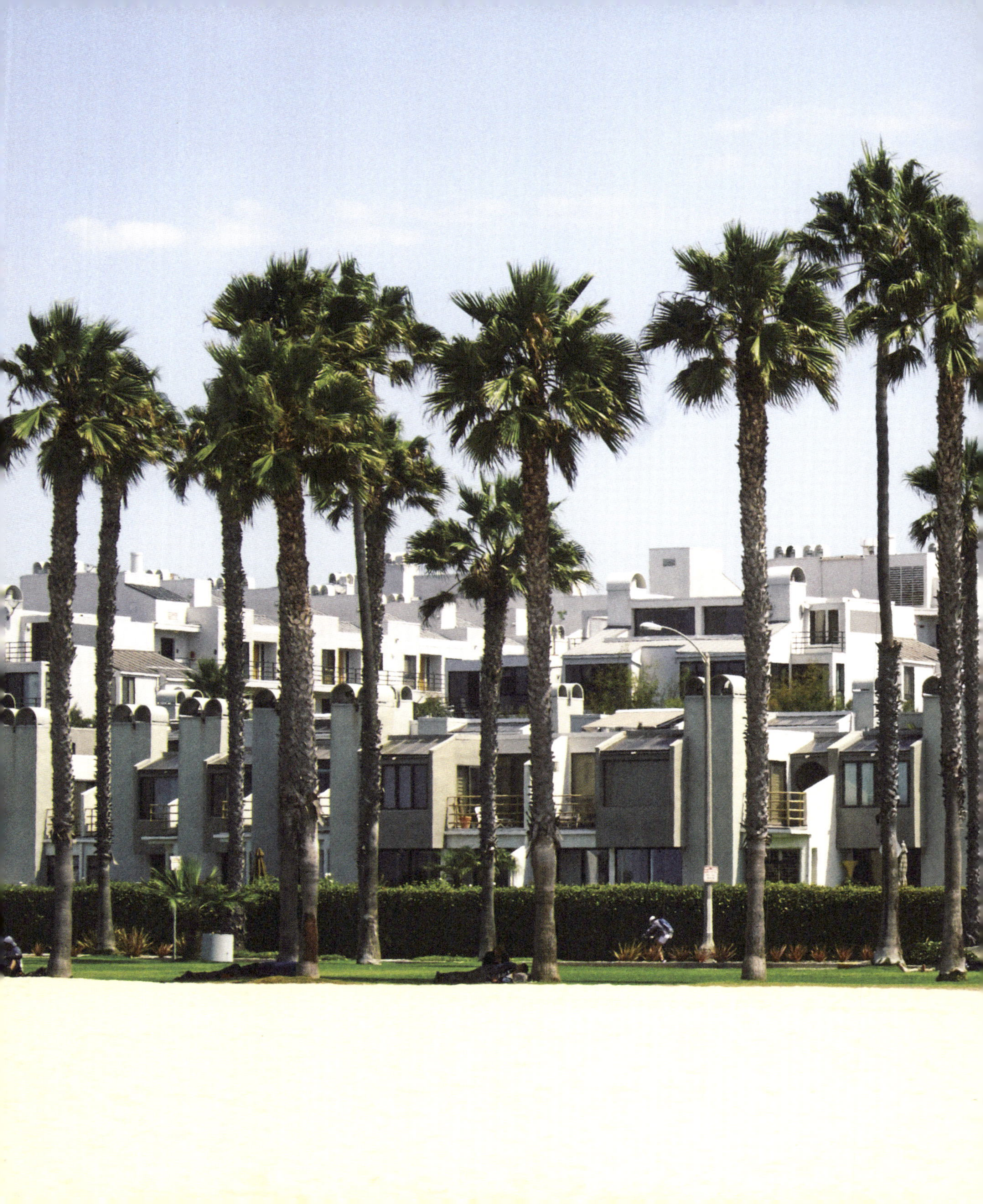

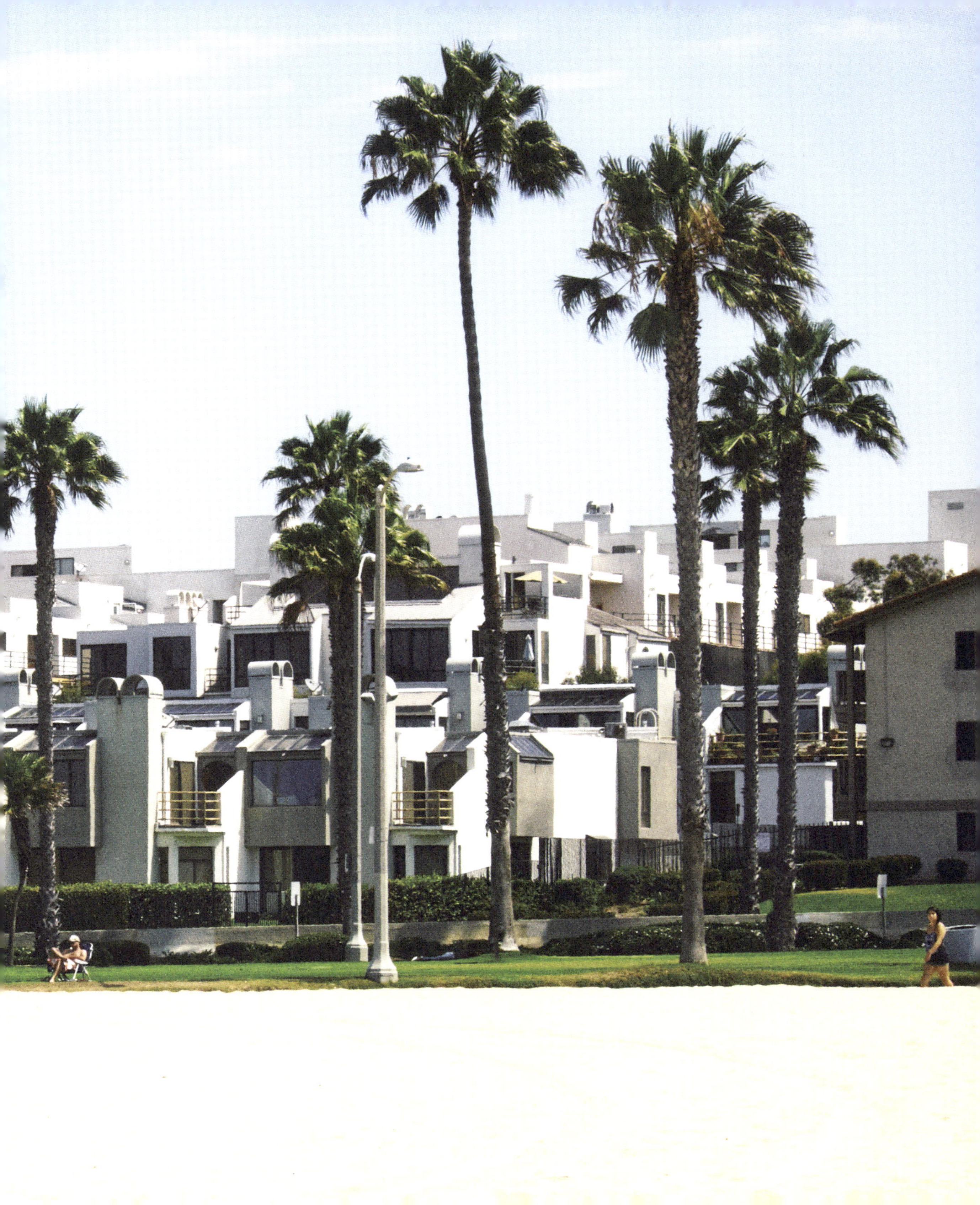

Remerciements

Merci aux Éditions First pour leur confiance
et plus particulièrement à Iris pour ses précieux conseils,
sa clairvoyance ainsi que pour la grande marge
de liberté qu'elle nous a laissée.

ISBN : 978-2-412-02549-9
Dépôt légal : juin 2017
Imprimé en Italie

Direction éditoriale : Aurélie Starckmann
Édition : Iris Odier
Correction : Astrid Lauzet et Christine Cameau
Couverture : Lisa Magano
Création graphique intérieure et mise en page : Joséphine Cormier
pour lafabriquegraphique.fr
Photographies intérieures : © Blaise Gargadennec, stylisme de Zoé Armbruster
Photographie de couverture : © Getty images / Tuan Tram

Éditions First, un département d'Édi8
12, avenue d'Italie
75 013 Paris – France
Tél. : 01 44 16 09 00
Fax : 01 44 16 09 01
e-mail : firstinfo@efirst.com
www.editionsfirst.fr